《黄帝内经》人学思想
与
中医人学创建研究

岑孝清 著

广西科学技术出版社
·南宁·

图书在版编目（CIP）数据

《黄帝内经》人学思想与中医人学创建研究 / 岑孝
清著 . —南宁：广西科学技术出版社，2021.12
ISBN 978-7-5551-1757-5

Ⅰ.①黄… Ⅱ.①岑… Ⅲ.①《内经》—研究 Ⅳ.
①R221

中国版本图书馆CIP数据核字（2021）第268287号

《黄帝内经》人学思想与中医人学创建研究

《HUANGDI NEIJING》RENXUE SIXIANG YU ZHONGYI RENXUE CHUANGJIAN YANJIU

岑孝清　著

责任编辑：李　媛　　　　　　　　　装帧设计：韦娇林
助理编辑：梁政洋　　　　　　　　　责任印制：韦文印
责任校对：阁世景

出 版 人：卢培钊
出版发行：广西科学技术出版社
社　　址：广西南宁市东葛路 66 号　　　邮政编码：530023
网　　址：http：//www.gxkjs.com
经　　销：全国各地新华书店
印　　刷：广西民族印刷包装集团有限公司
地　　址：南宁市高新区高新三路 1 号　　邮政编码：530007
开　　本：787 mm×1092 mm　　1/16
字　　数：224 千字　　　　　　　　印　　张：12　　插页：4 页
版　　次：2021 年 12 月第 1 版
印　　次：2021 年 12 月第 1 次印刷
书　　号：ISBN 978-7-5551-1757-5
定　　价：58.00 元

　　本书获广西中医药大学"2019—2021广西一流学科建设开放课题"《〈内经〉人学思想研究》（编号：2019XK052）、广西中医药大学"马克思主义理论视域下中医人学学科创建研究"基金项目（编号：2019BS001）资助。

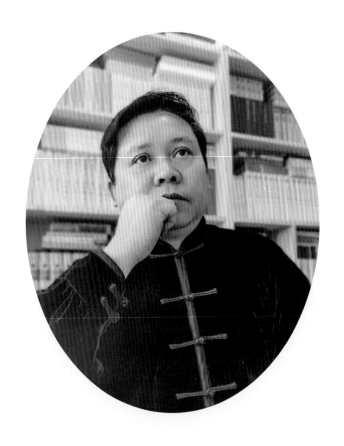

作者简介

  岑孝清，男，1973 年生，布依族，贵州省晴隆县人，2003 年至 2009 年在中央民族大学哲学与宗教学学院读硕士和博士研究生，先后获哲学硕士学位和哲学博士学位。曾为贵州省晴隆县柑桔场工作人员约 12 年，后任教于浙江师范大学近 10 年。现为广西中医药大学马克思主义学院教师，从事思想政治理论课教学和中医人学思想研究。2010 年出版《李道纯中和思想及其丹道阐真》，2012 年起为中国人学学会理事，2019 年提出"中医人学"概念，2020 年提出辩证唯物主义中医人学创建研究，2021 年提出中医药院校思想政治理论课"守正创新"特色化教学理念。

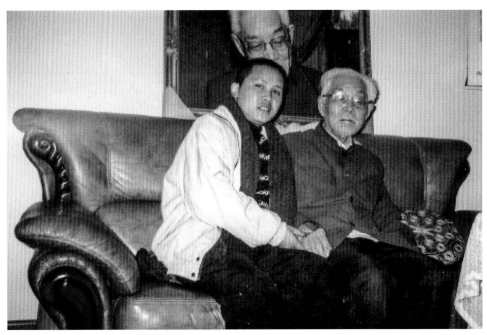

岑孝清与张岱年先生的合影（2001年11月29日）

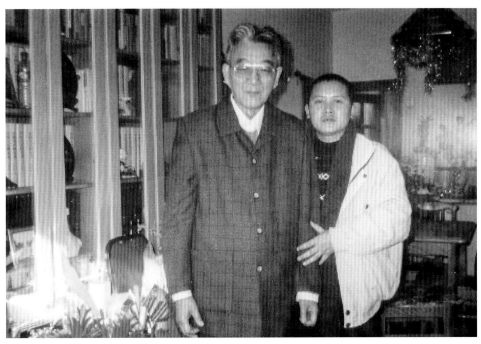

岑孝清与黄枬森先生的合影（2001年11月29日）

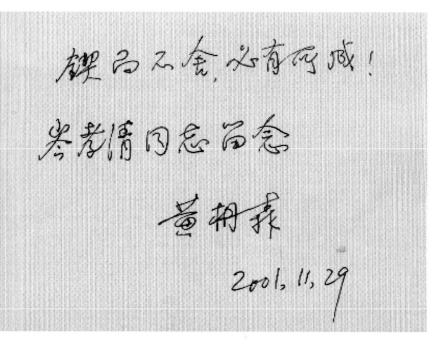

2001 年 11 月 29 日黄枬森先生给岑孝清的赠言：锲而不舍，必有所成

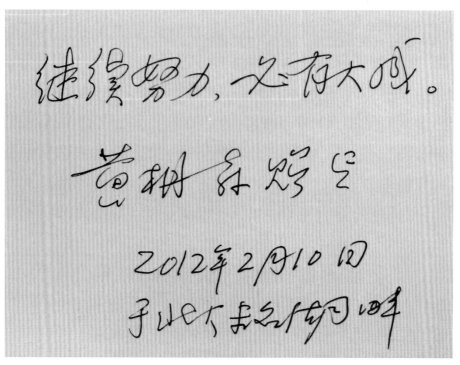

2012 年 2 月 10 日黄枬森先生给岑孝清的赠言：继续努力，必有大成

内容提要

　　本书首次系统阐发了《黄帝内经》人学思想"四论"内容：以气为本的天地宇宙论、以脏腑为中心的生命存在论、阴阳应象的生命规律论、则天法地的生命保养论；首次以马克思主义人学的理论和方法对《黄帝内经》人学思想的相关概念、范畴和命题进行了创造性转化和创新性发展，认为《黄帝内经》人学思想以对生命发展规律的独特认识和整体性人本观傲立于世界人学思想史，由此提出了中医人学"五论"构想：天地宇宙论、生命存在论、生命规律论、生命保养论和生命医治论，进而提出人学的"五论"假设：人的活动论、人的存在论、人的本质论、人的发展论和人的精神论；首次提出了辩证唯物主义中医人学创建研究，描绘了未来三十年中医人学研究的战略构想，开出了中医人学这一新兴、交叉科学研究的新领域，认为第二个百年奋斗目标实现之时，中医人学应当拥有独立的理论体系和学科体系，并跻身于诸多生命健康科学之列，真正成为指导人的生命力与人的健康和谐发展的一门科学，成为满足人民追求美好健康生活需要的哲学。

目 录

导言

《黄帝内经》人体生命辩证法思想与中医人学

自然科学往后将包括关于人的科学，正像关于人的科学包括自然科学一样：这将是一门科学。

——卡尔·马克思

作为科学的思想和学说，马克思主义人学源于 19 世纪 40 年代由马克思和恩格斯创立的历史唯物主义；作为一门科学，马克思主义人学于 20 世纪 80 年代由中国的马克思主义哲学家们正式创建。马克思主义人学就是辩证唯物主义人学，常简称为人学 ①。人学的内容包括若干人的思想，人的思想在中医学中具体表现为人的生命思想。中医关于人的生命思想，核心是生命辩证法。中医人体生命辩证法，是世界传统医学人学思想的杰出代表，是世界医学人学思想的璀璨瑰宝。

当代，中医人体生命辩证法思想，不但可以成为人学理论发展的独特资源，还可以成为构建人学体系的重要内容。一方面，中医人体生命辩证法思想可以丰富和拓展人学思想的内容，赋予马克思主义人学理论中国特色；另一方面，中医人体生命辩证法思想可以铸就辩证唯物主义人体论的当代形态，成为当代人学辩证法的重要组成部分，为最终形成包括自然辩证法、社会辩证法和人的辩证法之辩证法理论体系作出贡献。在 21 世纪，因中医人学辩证法的最后促成，综合了三大辩证法内容的完整严密的辩证唯物主义理论体系极有可能出现。辩证唯物主义人学理论体系的形成，将成为中国哲学对世界哲学作出更大贡献的重要标志之一。

将丰富精湛的中医人学思想资源挖掘和开发出来，并进行创造性转化和创新性发展，从而构建辩证唯物主义人学理论体系，以服务新时代人民群众对卫生安全与身心健康的美好生活需要，这些可以产生并有一门科学来承担。2016 年 5 月 17 日，习近平总书记在哲学社会科学工作座谈会上的讲话中强调，"要加快发展

---

① 在本书中，如无特别说明，"人学"均指辩证唯物主义人学或马克思主义人学。

具有重要现实意义的新兴学科和交叉学科，使这些学科研究成为我国哲学社会科学的重要突破点"。我认为，这门新兴学科和交叉学科，可以是作为辩证唯物主义人学之部门科学的中医人学。那么，创建中医人学的根据是什么呢？除了根据现实需要，就是根据理论和思想史资源。

一、根据马克思主义人学理论创建中医人学

理论的根据，最直接的就是人学。在人学理论中，人体和社会都是客观存在，对它们的系统反映形成了人体科学和社会科学。通过人学，人体科学与社会科学统一到哲学社会科学中。关于社会的本质及其规律，已经由马克思和恩格斯所创立的历史唯物主义给予揭示。如果以科学对象为标准，则历史唯物主义也可以称为辩证唯物主义社会论，这也就是著名的马克思主义哲学家黄枬森先生所指出的："历史唯物主义就是辩证唯物主义历史观，或辩证唯物主义社会论，它的组成部分是实践论、人类社会结构论和人类社会规律论（人类社会辩证法）。"[①]如果说社会科学的历史唯物主义性质已经得到了揭示，并得到了相当广泛的共识，那么关于人学的性质是什么并要得到共识，目前还很困难。不过，诚如黄枬森先生指出的，人的科学应当包括人的自然科学、人的社会科学和人的精神科学。

人学的具体对象如何确定呢？中国人学学会前会长陈志尚先生分析道，人学不应局限于人的生物特征和文化特征，而是要求把包括人类学在内的各门具体科学所提供的关于人的各方面特征的研究成果综合起来，从整体上对人的生存、发展的历史和现实的一些基本问题加以全面、系统地考察、分析，从而达到对现实的人的本质的科学规定[②]。那么，作为自然科学的中医学，是否揭示了人的一些特征和本质？如果揭示了，则其理论形态是什么？有没有科学性？如何才能成为人学理论的内容？事实上人体是人的基础，没有离开人体的现实个人。因此，人学思想理所当然包括人体思想，不仅如此，它还应当是具有前提性和基础性的。所谓人体思想，在中医学中，就是以人的生命辩证法为核心的思想系统，可称为辩证唯物主义人体论。这一科学理论有一个发生和发展的过程，最初还只是表现为人体生命辩证法的零散思想，这些零散思想在《黄帝内经》中首次得到了汇总，

---

① 黄枬森：《黄枬森文集》第四卷，中央编译出版社，2013，第108页。

② 陈志尚：《人学新探索：来自马克思主义哲学视角的反思》，北京师范大学出版社，2016，第4—5页。

其内容是丰富且深刻的，蕴含了今天人的自然科学的丰富内容以及人的精神科学的许多要素。

二、《黄帝内经》人体生命辩证法思想的内容

要挖掘中医学的思想资源创建中医人学，也就必然要研究中医人学思想史。研究中医人学思想史，需要从临床经验、人物、学派、典籍、民族医学、中医学、医派各家、比较医学等诸多方面进行。其中，典籍以经典为要，《黄帝内经》是中医经典之首，所以其人学思想应首先得到揭示。在我看来，"黄帝"所指代的是远古以来劳动人民集体创造的一种历史活动，而不是某个个体的历史活动；我也相信，这本典籍所承载的哲学及其人学思想是远古劳动人民长期积淀下来的，而非一时产生的。这两点，犹如《灵枢·病传》所说的："诸方者，众人之方也，非一人之所尽行也。"就此，我是认同"黄帝内经"这个名称的。

《黄帝内经》是一部对中医理论、中医临床、中国文化、中国思想和中国哲学都有着深刻影响的典籍，是中国古代哲学家乃至远古智者的知识积淀和荟萃。明代医学家张景岳称《黄帝内经》是一部"性命之道"的书。① 可见，《黄帝内经》蕴含着丰富深刻的人学思想，全面且典型地再现了历史上中国哲学的特征。现代著名哲学家张岱年先生说："中国哲学家所思所议，三分之二都是关于人生问题的。世界上关于人生哲学的思想，实以中国为最富，其所触及的问题既多，其所达到的境界亦深。"②

确实如此。从马克思主义哲学看，《黄帝内经》蕴含了较为完整的人体生命辩证法内容（见图1）。

这些内容包括：①以气为本的天地宇宙论，揭示了人体生命的起源与本质，指明了人是物质活动的产物；②以脏腑为中心的人体生命存在论，揭示了人体生命的功能状态和特征；③阴阳应象的人体生命规律论，揭示了人体生命的变化与发展规律；④则天法地的人体生命保养论，揭示了人体生命发展的基础之一是人的生命健康，蕴含了人的自觉性思想；⑤人与人关系（人人关系）的人体生命医治论，揭示了人体生命发展的又一个基础是对生命的维护或治疗，蕴含了人的主

---

① 王全志，李万方，张曼诚:《〈内经〉辩证法思想研究》，贵州人民出版社，1983，第62页。
② 张岱年:《张岱年全集》第二卷，河北人民出版社，1996，第194页。

体能动性思想。①这五大内容，就是《黄帝内经》人体生命辩证法的基本内容，构成了较完整的人体生命辩证法，揭示了人的自然属性及人体的变化规律，反映了中华民族对人之生命力与人之健康发展关系的认识水平。这一思想是创建中医人学的宝贵资源，其创造性转化和创新性发展，可以熔铸为辩证唯物主义中医人学，从而丰富新时代的人学理论，成为构建人类卫生健康共同体的科学武器。

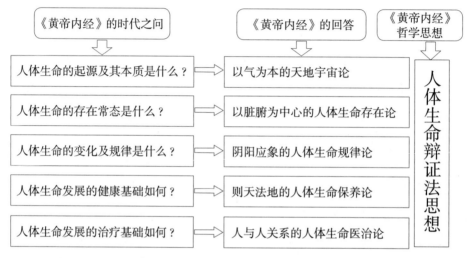

图1　《黄帝内经》人体生命辩证法与中医人学理论问题

以上观点是从中医哲学理论发展角度对《黄帝内经》人学思想的挖掘、梳理和现代转化。事实上，从辩证唯物主义人学理论发展的角度来说，也仍然值得这样做。因为，在人学理论研究中，关于人的社会属性研究是最深入和最全面的，成果也是最多的，而关于人的自然属性研究则交给了自然科学，自然科学对人的自然属性研究比人学对它的研究要深得多、细致得多。不过，无论是自然科学还是人学，在如何将自然科学关于人的研究成果有机融入人学体系之中，从而构建完整的人的辩证法理论体系，这方面的研究一直都较为薄弱，甚至在开始时不得不有意识地忽略它。例如，黄枬森先生在提出著名的人的发展七大规律时说道："人的规律应区分为作为个体的人的发展规律与作为类的人的发展规律，此外还有关于作为个体的人与作为类的人的关系的规律。这里所谈的人的规律限于人的社会

---

① 本专著仅研究前面"四论"。

属性，至于关于人的自然属性的规律暂时从略。"[①] 如今，距黄老先生提出七大规律的时间已经过去 20 多年了，构建新时代中国特色哲学社会科学体系的呼声已经响彻整个哲学社会科学界。与时俱进，回应时代呼声，就应当进一步推进人学基本理论及其学科建设，构建包括人的自然属性在内的完整的人的辩证法理论体系。这是人学在新时代的使命，不仅对构建辩证唯物主义理论体系非常重要，而且是人学在 21 世纪成为显学的一个标志。

三、用马克思主义人学史观方法研究《黄帝内经》人学思想

如何研究源远流长的中医人学思想呢？如何从中撷取生命辩证法的思想"珍珠"呢？当然要用现代科学的研究方法。现代科学研究的一个特点是分门别类，表现为对具体对象的主题性、专题性进行研究。这种方法是有还原意味的。那么，这是否违背了当代科学的系统研究趋势呢？是不是否定了中医理论的整体性呢？是不是以现代知识去分割传统中医思想的整体性呢？不是的，正如钱学森院士所说："我们做学问要把还原观和系统观结合起来，这才是全面的。"[②] 因此，我的回答是：其一，任何时候的系统研究都不可能脱离分析，系统研究事实上是分析与综合的统一，而分析就必然有还原；其二，中医系统性是历史的客观存在（虽然在《黄帝内经》中并未形成自觉的有机整体），无论研究者的主观如何，思想水平如何，它仍然是那样；其三，如不以历史唯物主义的方法去拨开时间的迷雾，那么历史的真相不会再现，当代人亦不能正确认识历史的真相，而历史唯物主义的精髓之一就是具体对象具体分析，这显然离不开还原。总之，对中医人学思想的研究，我赞同张岱年先生在对中国哲学思想研究时所分析和指出的：中国思想家"关于宇宙的根本原理，也即是关于人生的根本原理。""所以常常一句话，既讲宇宙，亦谈人生。所以其宇宙论与人生论，实分而不分。虽然不分，却亦无妨于分。今为求清楚明晰，实必须分别叙述，然亦有其一贯性。"[③]

研究人体生命辩证法及中医人学思想，从而丰富辩证唯物主义这一科学的哲学内容，这与直接从事辩证唯物主义世界观研究是不同的，因为它是以个别的、

---

① 黄枬森：《哲学的科学之路：马克思主义哲学的科学体系研究》，北京师范大学出版社，2005，第 305 页。

② 钱学森：《人体科学与现代科技发展纵横观》，人民出版社，1996，第 61 页。

③ 张岱年：《张岱年全集》第二卷，河北人民出版社，1996，第 194 页。

单独的对象进行的。要完成这样的研究任务，并不意味着其研究可以简单化，更不能"投机"。事实上，它仍然需要审查和掌握中医人学思想的资料和历史事实。也就是说，必须深入中医人学的思想史研究之中，必须深入历史的典籍和人物的思想研究之中，必须了解并充分吸收中医的临床经验和研究成果。目前，无论是中医思想史的研究，还是中医哲学的研究，都有较为丰富的前期成果。以2007年1月29日中医哲学专业委员会的成立为标志，中医哲学思想研究进入了集体自觉的时代。正如时任中国哲学史学会会长方克立先生在成立大会上所说："中国哲学的创新发展也可以从中医哲学研究中开辟新的方向和道路。"①至今，许多中医哲学思想的研究成果已经问世，如中医思想史的研究，有李经纬、张志斌的《中医学思想史》；中医哲学的研究，有刘长林的《〈内经〉的哲学和中医学的方法》和张其成的《中医哲学基础》；中医哲学史的研究，有程雅君的《中医哲学史》，等等。不过，对于《黄帝内经》人学思想研究来说，它既有历史研究的一面，也有理论阐述和现代转化的一面，因此采用的研究方法必须与这两个方面相符合。我认为，中医教育家和思想家任应秋先生的治学思想及其具体研究方法，是值得借鉴和发扬的。例如，任应秋先生在研究《黄帝内经》的一些治疗方法时，就指出："远古时期疾病比较单纯，治疗的方法也比较简单，随着社会发展、自然条件的变化，疾病也越来越复杂，因此后世的治疗方法就比远古的要复杂得多，这是必然的趋势，这符合历史唯物主义的认识论。"②

综上所述，本书研究拟采用的方法为"马克思主义人学史观方法"。事实上，目前并没有"马克思主义人学史观"这个说法。这里，我用它来概括三个方面的方法论内容。第一，自觉贯彻习近平总书记提出的"双创"方针。进入新时代，习近平总书记提出了"努力实现中医药健康养生文化的创造性转化、创新性发展"的重要观点。这一观点继承和发扬了毛泽东同志所开创的马克思主义中医药思想方法路线，指明了传统中医药在当代的发展道路。第二，走侯外庐、白寿彝和任继愈等前辈的治史路线，发扬黄枬森、陈志尚和陈先达等人学前辈的治学方法，运用"中国人学思想史"研究者们的历史唯物主义方法。第三，坚持以辩证唯物

① 张超中主编《中医哲学的时代使命》，中国中医药出版社，2009，第3页。

② 王永炎、鲁兆麟、任廷革主编《任应秋医学全集》卷一，中国中医药出版社，2015，第141页。

主义研究中医思想不动摇，如任应秋、吕炳奎等中医思想家前辈们所运用的方法，尤其是对中医现代化理论有着开创性贡献的钱学森院士的关于中医系统论的研究思路及其所创立的人体科学方法。而马克思主义人学史观这一非中医药学内部的方法论，能否用来研究中医经典《黄帝内经》的人学思想？答案是肯定的。因为用唯物辩证法指导中医理论发展和临床，是新中国成立以来中医药通过实践所证明的正确思路。

对《黄帝内经》人学思想这样一个具体对象的研究，是不是会轻松一些呢？答案是否定的。《黄帝内经》对中医临床、中医学、中国文化和中国哲学思想都有着广泛而深刻的影响，对其进行创造性转化和创新性发展的学术工作并非易事。正如恩格斯所说："即使只是在一个单独的历史事例上发展唯物主义的观点，也是一项要求多年冷静钻研的科学工作，因为很明显，在这里只说空话是无济于事的，只有靠大量的、批判地审查过的、充分地掌握了的历史资料，才能解决这样的任务。"[1]因此，《黄帝内经》人学思想研究方法的原则有两个：一是实事求是，遵循"论由史出"的原则，充分掌握材料，用材料说话，所以本书有着大量的文献引用；二是以马克思主义人学的知识为工具，挖掘和勾画《黄帝内经》人学思想内在的结构形态，并通过相应的知识解读，创造性地诠释《黄帝内经》人学思想的丰富内容，努力揭示它对人的生命力与人的发展关系的认识及规律，以及它在由思想荟萃逐渐演变并成为一门科学哲学进程中的地位。在研究过程中，如何具体落实马克思主义人学史观呢？方法也有两种：一是对《黄帝内经·素问》81篇进行人学解读，并进行理论分类；二是尝试将中医"理法方药"的治疗法则转化成逻辑论证方法。

第一，历代医家都曾对《黄帝内经》的内容进行分类研究。在古代，较为突出的是杨上善，他分了18类。在近代，最为全面的分类是秦伯未先生依照西医学的分科，将《黄帝内经》划分了生理学、解剖学、诊断学、热病等37类。不过，当代医家达成的共识是，《黄帝内经》至少包括四大类：一是脏象理论，二是病机理论，三是诊法学说，四是治则学说。这四类构成了目前中医学界所共识的《黄帝内经》体系。基于对人学理论的解读，我将《黄帝内经》所蕴含的人学思想分

---

① 卡尔·马克思，弗里德里希·恩格斯：《马克思恩格斯文集》第2卷，中共中央马克思恩格斯列宁大林著作编译局译，人民出版社，2009，第598页。

为五个方面作为本书的理论框架，即以气为本的天地宇宙论、以脏腑为中心的人体生命存在论、阴阳应象的人体生命规律论、则天法地的人体生命保养论、人与人关系的人体生命医治论。虽然这五个方面绝大多数都蕴含在各篇的深处，只有在整体研究时才能呈现出来，但是在一些论篇里也能得到直接或间接的反映（见图2）。

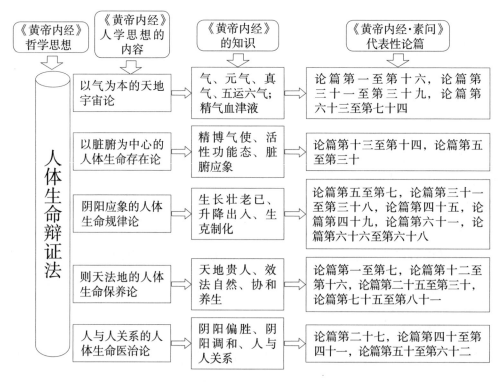

图2 《黄帝内经·素问》人学分类的代表性论篇

第二，将中医"理法方药"的治则转换为逻辑论证方法，作为学术论证的工具。在中医治则学说中，"理"，即中医基本理论；"法"，即中医的养生或医治方法；"方"，即方药；"药"，即药物。这是中医通过临床实践检验后得出的医疗法则，反映了人们对人体正常或异常状态的观察、判断、处置手段和预期效果的完整认识过程，也就是"认识—实践—认识—实践……"的过程。通过转化，它的意思是："理"，即基本理论、基本命题、基本判断；"法"，即由理延伸而来的认知方法或逻辑；"方"，即理和法是否有药方给予证明；"药"，即方药的药性是否与理和法一致，药效是否与理和法相符。因此，这是具有科学性的逻辑形式，可以作为学术研究的论证范式。本书将在一些主要命题上运用这一具体方法加以论证，事实上，根据《黄帝内经》文本而确定的五个专章，其内在逻辑也正是基于此。总之，本书力求对《黄帝内经》人体生命辩证法思想进行创造性转化和创新性发展，从而达到古为今用、推陈出新的学术目标。

最后，需说明的是，本书所研究的《黄帝内经》人学思想，只限于唐代王冰所辑的《黄帝内经》版本，现代翻译版本则采用了著名医史文献学家郭霭春先生的《黄帝内经素问校注语译》和《黄帝内经灵枢校注语译》。

第一章

以气为本的天地宇宙论

物质在其永恒的循环中是按照规律运动的，这些规律在一定的阶段上——时而在这里，时而在那里——必然在有机体中产生出思维着的精神。

——弗里德里希·恩格斯

在今天的辩证唯物主义体系范畴中，实践论是处于宇宙论与人论之间的理论，因为人类的实践活动上交通宇宙，下决定人事。在古代的《黄帝内经》思想中，天人感应论是处于宇宙论与人体功能论之间的理论，因为天人相应的活动上交通宇宙，下决定人体功能状态，是人体活态功能的根据。"人"和"天"的本质皆为气，故曰"以气为本"。《黄帝内经》最高的理论为关系论，即人与天的"相参相应"关系，此曰"天人感应"。在今天看来，就理论体系的层次而言，天人感应论相当于实践论，是人之所以为人的根据。但是，如同实践论不能没有宇宙论的支撑一样，天人感应论也不能没有宇宙论的支撑。在今天的科学哲学中，支撑实践论的是客观实在宇宙论，即物质本体论；《黄帝内经》中，支撑"天人感应论"的也是客观实在宇宙论，客观实在宇宙论是天人感应论的根据。在我看来，天人感应论是一种关系论①。

天人感应论揭示了人何以产生，回答了人与自然关系的问题。不过，《黄帝内经》的气本体论并没有成为独立形态的理论，它只是潜在的和前提性的，显现为独立形态的还只是宇宙论，且是限于天与地（人）关系的宇宙论。因此，本章命名为"以气为本的天地宇宙论"，拟研究《黄帝内经》的基本哲学问题：天地宇宙论的内容是什么？天与地的运化规律是什么？天人感应论包括哪些内容？

---

① 需要指出的是，在马克思主义哲学看来，气是标志客观实在的概念，气论是反映客观实在的本体论。《黄帝内经》虽然蕴含有本体论，但是整体上并未有本体论的形态，所以其最高哲学理论形态是关系论，而且其具有主导地位的天地宇宙论也仍然是一种关系论。这是《黄帝内经》乃至中医哲学理论的基本特征，不过，这需要对整个的中医哲学思想史进行研究方可定论。

第一节 气与气化的宇宙

在《黄帝内经》里，"气"是一切存在的根据，气以宇宙为用，宇宙以气为体，体用相须不离；同时，气化乃阴阳之气化，阴阳乃气化之阴阳，两者相须不离。因此，《黄帝内经》的天、地、人宇宙观，就是以气、气化和阴阳为根本的宇宙观。从天人关系看，此宇宙观的内容有四个方面：第一，以"气"为本的宇宙观，也就是《黄帝内经》所谓的"天"，亦可谓之"气宇宙"；第二，

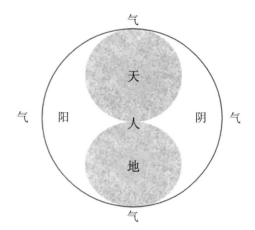

图3 以气为本的天地宇宙论

以"气"为本的人生观，也就是《黄帝内经》所谓的"人"，亦可谓之"气人生"；第三，人在天中，天先于人而存在，人有优于天之"神"，故有"天人合一"和"天道贵人"的观念；第四，气以天为体，天以气为本，天气、地气、人气实皆气，故三者可通、必通；人以气为本，以天地为宇，以阴阳为化，以升降为生。（见图3）

一、"气"是对客观实在的指称

张岱年先生说："气，是中国古代哲学中表示现代汉语中所谓物质存在的基本观念。""泛指客观实在的观念乃是气。"①《黄帝内经》虽然还没有达到一种彻底的哲学自觉，但是"气"确实是指称客观实在，如天气、地气、六气、正气和邪气等。因此，所谓"气"，虽也可作为观念、概念和思想，但更主要的是对客观实在的指称，而且多是具体指称。

在中国思想史上，用"气"来指称客观实在，或不是始于《黄帝内经》。先秦时期成书的《管子》《庄子》和《吕氏春秋》，就大量使用了"气"的概念。其中，《管子》书中的《心术下》《内业》《枢言》《水地》等篇，其"气"的概念不仅指称自然万物，而且所指称的多与生命现象有关，甚至还有社会伦理色彩，如《内业》篇中所载的"民气""宽气""灵气""云气"和"气之精"等，

---

① 张岱年：《中国古典哲学概念范畴要论》，中国社会科学出版社，1987。

以及《心术下》所载的"善气""恶气""意气""精气"和"气""一气"等。《管子》书中的"气",所指示的客观实在,不仅是物,还包括运动变化,如《内业》篇云:

> 凡物之精,化则为生;下生五谷,上为列星;流于天地之间,谓之鬼神;
> 藏于胸中,谓之圣人。是,故名气。

这里,将"物"进一步具体化为"精",并且揭示了"化"→"生"→"流"→"藏"的运动变化关系,展示了一幅由物到人的演化图景。此外,《管子》中的《枢言》篇也明确断言:"有气则生,无气则死。生者以其气。"事实上,差不多同一时期成书的《庄子》,也用气的"聚"与"散"来揭示人的生死变化。"气"的这些含义,在秦国丞相吕不韦主持编纂的《吕氏春秋》中得到了综合,尤其是其中的《十二纪》篇,揭示了四季变化的内涵及其规律,指出天地万物有"时变",有"物变"。所谓时变,即一年有春、夏、秋、冬的四季变化,而每季又包括孟、仲、季三种月的变化;所谓物变,即草木和作物在不同季节的盛衰枯荣。"物变"观念,如《吕氏春秋》的《任地》篇云:

> 草端大月。冬至后五旬七日,菖始生。菖者,百草之先生者也,于是始耕。孟夏之昔,杀三叶而获大麦。日至,苦菜死而资生,而树麻与菽。此告民地宝尽死。

不仅如此,《吕氏春秋》还进一步认为,无论是物的变化还是季节的变化,都是由于阴阳二气变化引起的,且归根于气。

上述先秦时期的"气"思想,完全为《黄帝内经》所接受,并进行了运用和发展,表现在两个方面。一是,认为人在天地间,人以气与天相通,但有相对独立性,无论是天气与地气所生之人(这个所"生"是抽象的人),还是阳男与阴女所生之人(这个所"生"是具体的人),都说明了这一点。二是,认为人体的一切存在及变化都是气,正如《灵枢·决气》中的"人有精、气、津液、血、脉,余意以为一气耳"。

二、《黄帝内经》对"宇宙气本论"的继承

梳理查阅《黄帝内经》全文,可以发现,反映中国古代气论思想的主要是"天气""地气"和"天地之气"三个名称。"天气"在书中出现了大约55次;"地气"出现了约53次;"天地"出现约94次,在许多地方指的是"天地之气"的意思。

虽然《黄帝内经》中并未对这三个名称进行定义，但是从其陈述看，"天气"是指源于太虚空中的运动物质，"地气"是指源于地球大地的运动物质，如《素问·阴阳应象大论篇第五》说："清阳为天，浊阴为地；地气上为云，天气下为雨；雨出地气，云出天气。"又如《素问·宝命全形论篇第二十五》说："人生有形，不离阴阳，天地合气，别为九野，分为四时。"还有《素问·五运行大论篇第六十七》所记载，"帝曰：天地之气，何以候之？""岐伯曰：天地之气，胜复之作，不形于诊也。"

天气与地气的性质如何呢？《黄帝内经》认为，天气与地气有动有静。何以如此？在《素问·五运行大论篇第六十七》中，岐伯是这样回答的：

> 天地动静，五行迁复，虽鬼臾区其上候而已，犹不能遍也。夫变化之用，天垂象，地成形，七曜纬虚，五行丽地。地者，所以载生成之形类也。虚者，所以列应天之精气也。形精之动，犹根本之与枝叶也，仰观其象，虽远可知也。

这是说，天气与地气的变化，在天空中创造了星象，在大地上塑造了万物形体。星象在天空运行不已，五行之气环绕着大地，大地的功用就是承载它所生成的、有形的物类，这种情况称为"地（之所以为地）者"；天空的功用就是提供日月五星的运行空间，这种情况称为"虚"。大地上的一切与天空中的一切，就好像树的根与枝叶，因此通过认识大地上的东西，虚空的东西也就可以被认识了。

《黄帝内经》认为，天气与地气除了有动静变化，还有盈虚变化。那么，这种变化又是如何产生的呢？在《素问·六元正纪大论篇第七十一》中，岐伯回答道：

> 天气不足，地气随之；地气不足，天气从之，运居其中而常先也。恶所不胜，归所同和，随运归从，而生其病也。故上胜则天气降而下，下胜则地气迁而上。多少而差其分，微者小差，甚者大差，甚则位易气交，易则大变生而病作矣。大要曰：甚纪五分，微纪七分，其差可见，此之谓也。

这里，天气指司天之气，地气指在泉之气，运指岁运。这段话其实是用天气、地气、岁运三者之间的关系来解释天地之气为什么会有盈虚变化。天气与地气有交互作用，但由于两者各自的强弱不同，于是有了盈虚，并有了纪年。如果两者之间的差距太大，则气交的位置就会移动，这种位置的移动将使人生病。这就是说，两气变化的发生离不开时间和空间。时间的反映就是"岁运"和"纪年"，空间的反映就是"上"和"下"，而人生病就是因为气交位置偏离了常态。

如今看来，《黄帝内经》所谓"地气"，实际是对人赖以生存的地球环境的概括。那么，地球环境是如何形成的呢？《黄帝内经》认为，地球环境的形成在于天气与地气之间的相互关系。对此，《素问·五运行大论篇第六十七》首先肯定："地为人之下，太虚之中者也。"是说，处于人之下的地球，不过是茫茫太空中的一星。而关键在于，处于太虚之中的地球被什么主宰？它是如何生成的？

> 大气举之也。燥以干之，暑以蒸之，风以动之，湿以润之，寒以坚之，
> 火以温之。故风寒在下，燥热在上，湿气在中，火游行其间。寒暑六入，
> 故令虚而生化也。

这是说，大地在人的下面，地球在太虚之中，地球并非由超自然力量所主宰，而是由大气托起的。所谓大气，就是风、寒、暑、湿、燥、火六气，六气的不同作用使得地球环境得以存在。一年之中，由于六气分别侵入地面，地面受到各种气的影响而化生万物。如此看来，《黄帝内经》认为，天地宇宙的根本是气。

三、《黄帝内经》对生命气本论的发展

人是天地之气生的。《素问·宝命全形论篇第二十五》说："人以天地之气生，四时之法成，君王众庶，尽欲全形。"还特别强调："夫人生于地，悬命于天，天地合气，命之曰人。"不仅如此，《黄帝内经》还认为，人体的本质是气，人体的各个组织、器官都有气，称为"人气"。人气包括很多，首先最重要的是肝气、心气、脾气、肺气、肾气，这是五脏之气；还有胆气、小肠之气、胃气、大肠之气、膀胱之气，这是六腑之气。此外，还有归入气血之气的血气、大气、宗气、中气、营气、卫气、精气、神气、真气、正气等。总之，人体的一切皆为气，生命的本质为气，诚如《灵枢·决气第三十》所概括的，"人有精、气、津、液、血、脉，余意以为一气耳"。这里，"一气"即是对人体诸气的概括。这些思想显然是对中国传统气论哲学的继承。

同时，《黄帝内经》对先秦的气论也有发展。一是将气论运用于人体研究，认为人体之气是有规律、周期性地循行的，人体生命的保养与治疗应当遵循这一循行规律；二是将气的内涵拓展到功能性活动，从而使"气"成为人体生命力的

内在根源。

（一）人体的阳气整天周行全身

《黄帝内经》认为，人体的阳气就像天上的太阳一样，有了它，万物得以生存；没有它，万物就不能生长。人体的阳气是轻清而上扬的，起着保卫身体的作用。如《素问·生气通天论篇第三》说：

> 阳气者，一日而主外，平旦人气生，日中而阳气隆，日西而阳气已虚，气门乃闭。

这里，"气门"是指人体的汗孔。这段话是说，人身的阳气，整个白昼都是属于外部的，在天刚亮的时候，阳气开始滋生；到了中午，阳气最为旺盛；至日落时，阳气就衰退了。同时，人体的卫气是整天周行于人身的。如《灵枢·卫气行第七十六》说：

> 卫气之行，一日一夜五十周于身，昼日行于阳二十五周，夜行于阴二十五周，周于五藏。

这是说，人体卫气在二十四小时内循行人身五十次，白天与晚上各为二十五次，都是在五脏之间环行。

（二）人气在一年里周行全身不同部位

《素问·诊要经终论篇第十六》谓：

> 正月二月，天气始方，地气始发，人气在肝。三月四月，天气正方，地气定发，人气在脾。五月六月，天气盛，地气高，人气在头。七月八月，阴气始杀，人气在肺。九月十月，阴气始冰，地气始闭，人气在心。十一月十二月，冰复，地气合，人气在肾。

这段话指出了决定人体生命活动的"人气"，一年四季运行在人体的不同部位。正月二月，人气在肝；三月四月，人气在脾；五月六月，人气在头；七月八月，人气在肺；九月十月，人气在心；十一月十二月，人气在肾。这里，阳气（卫气）和人气的思想，实际上是对人生命活动现象的规律性揭示。这一揭示，充分说明了人体并不是固态的、静止的物体，而是动态的、有机的生命体。可见，"阳气"和"人气"的思想是对传统气论哲学思想的发展。不仅如此，《黄帝内经》还将传统气论思想用于指导养生和维持生命健康，进一步拓展了传统气论哲学思想的内涵，形成了《黄帝内经》独特的养生保健和治疗法则。接下来，就以气的盈虚思想在具体刺法方面的运用来分析。对此，《素问·本病论篇第七十三》①有翔实细致的针对性描述，在该篇中黄帝问道：

> 人气不足，天气如虚，人神失守，神光不聚，邪鬼干人，致有夭亡，可得闻乎？

这段话是从人的身体如何与环境相适应展开讨论的。在人体正气不足，又碰到外界环境失常时，人体内的各器官机能就会紊乱，不能正常发挥作用；在这种情况下，邪气就会趁机侵害人体，重者甚至死亡。为什么会这样？岐伯解释道："人之五藏，一藏不足，又会天虚，感邪之至也。"意思是说，人的五脏是一个整体的功能系统，只要有一个脏器出现了问题，加上外界异常环境的影响，就会因邪气的侵犯而加重病情。进一步地，该篇以五脏为中心，分析了人气、天气、邪气三者致虚而使人体异常的具体规律。例如，关于心脏，在《素问·本病论篇第七十三》中，岐伯说道：

> 人忧愁思虑即伤心，又或遇少阴司天，天数不及，太阴作接间至，即谓天虚也，此即人气天气同虚也；又遇惊而夺精，汗出于心，因而三虚，神明失守，心为君主之官，神明出焉，神失守位，即神游上丹田，在帝太一帝君泥丸宫下，神既失守，神光不聚，却遇火不及之岁，有黑尸鬼见之，令人暴亡。

这段话包含了三层含义：一是忧愁思虑而伤心，二是少阴司天、太阴间至的异常外界环境，三是出现"惊"这一使人气虚和天气虚的条件。三者具备，心虚产生，于是心功能失常，并且在印堂穴反映出来。此时，如果遇到火运不及的年份而出现水疫之邪，就可能使人突然死亡。

由此可见，《黄帝内经》将气论的盈虚思想运用于人体疾病的诊断和治疗中，这是一种创见，其积极性的一面是揭示了人体疾病发生的内因与外因的关系，以及疾病发生的条件；而其消极的一面是，中医理论在后世的发展中，没能形成一种具体的量化成靶点治疗知识体系。

---

① 《黄帝内经》王冰版本中，《刺法论篇第七十二》和《本病论篇第七十三》是遗失的。这里，所引文字为任廷革点校的《黄帝内经素问》，人民军医出版社，2005。

（三）对生命“气交”之变与人事之变的认识

《黄帝内经》认为，天气与地气是交互作用的，因交互而使气产生了变化，这种变化可以产生新的东西，即万物和人。《黄帝内经》关于气的运动变化，主要通过“气交”和“气化”两个概念来反映。对此，《素问·六微旨大论篇第六十八》和《素问·气交变大论篇第六十九》有详细的阐述。

在《素问·六微旨大论篇第六十八》中，岐伯说道：“言天者求之本，言地者求之位，言人者求之气交。”意思是说，论及天，必用六气来解释；论及地，必用六位来解释；论及人，必用气交来解释。那么，何谓气交？岐伯继续说道：

> 上下之位，气交之中，人之居也。故曰：天枢之上，天气主之；天枢之下，地气主之；气交之分，人气从之。万物由之，此之谓也。

这里，“本”是指六气，即寒暑燥湿风火；“位”是指金木火土水；“天枢”是指中枢，即天地之中间。“天气”实际指的是运动变化着的物质形态“本”，“地气”实际指的是这一物质形态所存在的空间“位”，“气交”实际指的是天气与地气的相互作用“变”，其所属空间实际上是万物及人所生存的环境。

马克思主义哲学认为，相互联系包含着相互作用，相互作用必然导致事物的运动、变化、发展，《黄帝内经》的气论思想也是这样认为的。气的相互作用，必然有运动变化，这就是“气化”。这一含义，已被当代学者提出，如方药中、许家松先生认为气化是“自然界中的各种生命现象都是在自然界正常气候变化的基础上产生的”。他们进一步指出，“所谓‘气化’，是指自然气候与生命的关系”[1]。这是非常精辟的论断。

首先，生命的一切变化离不开气，既离不开天气，也离不开地气，并且受到地理自然环境的制约。对此，《素问·五常政大论篇第七十》有详细讨论，“帝曰：气始而生化，气散而有形，气布而繁育，气终而象变，其致一也。”这里，关键词是“生化”，生化就是生命现象。这段话是说，生命现象是因“气”而开始的，过程自始至终是“气”的运动变化形式，这些形式包括：生命的成形是气散，生命的繁育是气布，生命的结束是生命之气结束，推而广之，一切物质都是气的运动变化。对于植物生命来说，虽然同样依赖“气”，但是在其生命过程中，有着

---

① 方药中：《介绍运气学说的基本内容》，《中医杂志》1979年第8期，第39—45页。

厚薄之分，成熟有多少之别，结果与开始时也有不同。对此，岐伯还进一步做了解释，说："地气制之也，非天不生，地不长也。"这里，地气是在泉之气。这是说，天地这样的自然环境是一定会产生生命的，生命是一个过程，但由于受地理环境条件的影响，生命过程从开始到结束，其间会有厚薄、多少的变化和差别。

其次，"气化"也是对人体各器官功能活动的反映，既指五脏六腑各器官，也指这些器官各自的功能，还指脏腑的整体功能。例如脾脏和胃脏之间，就表现为燥湿相济、升降相因、阴阳相助的气化现象。又如，膀胱之腑，就有收藏尿液的气化作用，否则不能将尿液排出体外。可见，《黄帝内经》的气化学说，是一种用"气"的运动变化来解释人体生命活动的理论。

最后，在《黄帝内经》里，人们通晓气化的活动叫人事。《素问·气交变大论篇第六十九》引用《周易·上经》的话说道："夫道者，上知天文，下知地理，中知人事，可以长久。"是说，医者要上知天文，下知地理，还要知道人事，并且要持之以恒。那么，所知天文是什么？所通晓地理是什么？而且，这里出现了一个重要的概念——"人事"。什么是人事？要想回答这些问题，首先就要掌握天、地、人三气的位置，要从空间上定位所要知晓的对象。《素问·气交变大论篇第六十九》谓："本气，位也。位天者，天文也；位地者，地理也；通于人气之变化者，人事也。"这里，"天文"就是知晓支配天的气象，"地理"就是知晓支配地的六节，"人事"就是通晓人气的变化。《黄帝内经》认为，人体生命活动是随着天气、地气的变化而变化的。《素问·气交变大论篇第六十九》提出："故太过者先天，不及者后天，所谓治化而人应之也。"知晓这些道理，医者才能很好地治病救人。这段话蕴含了一个思想，即所谓人事，就是人们如何认识气及其变化的活动。在今天，这个"人事"活动其实就是科学活动，或是人类其他形式的认识活动。

近现代以来，研究《黄帝内经》气化思想的人很多，许多学者都给予了气化思想很高的评价。如许家松先生说：

这一理论形成了中医学的理论基础、特色和优势。它是中医理论的根和魂。应该说，它是在更高层次上的生命科学理论，在一定程度上体现着医学发展的方向。[1]

从哲学角度看，"气"有运动变化的内涵，这没有疑义。但"气化"是否有

---

[1] 许家松：《中医学理论体系的内涵与框架构建》，《中国中医药报》2004 年 11 月 1 日。

发展含义？这是个问题。同时，气化有生生不息之义，这也没有疑义，但生生不息是否就是发展？在马克思主义哲学看来，运动是物质的存在方式，是一般的变化，发展则是指事物有序的、上升的运动，而且唯物辩证法的发展范畴，揭示的是现存世界及人类社会整体的运动趋势，其着眼点是新事物的产生与旧事物的灭亡。值得深思的是，在 2009 年版《中国大百科全书》（第二版）中还没有"发展"这个词条，倒是"发展方程"这一词条值得留意。"发展方程"的定义是：用来描述随时间而演变的过程的一些重要的偏微方程（方程组）的总称。常见的有热传导方程及反应扩散方程；在量子力学中有波函数所满足的薛定谔方程及其各种线性与非线性的变体。[①] 这个词条给予我们的启发是，发展是具有普遍性的，不仅包括社会现象，而且包括生命现象和一切自然现象。而《黄帝内经》认为，生命是一个过程，这显然是有时间性的，例如，阳气在人体内的昼夜运行、人体的生长壮老已；同时，它将人的本质归于气及气化，这使得生命与自然界有了统一性，有了共同的内在根据，例如，人体生命总是与自然界进行物质和能量交换的，所吐故纳新的就是"气"。因此，借助这些具有普遍性、真理性的方程来研究《黄帝内经》的生命科学思想，是一个值得不断深入研究的过程。

第二节　五运六气的天地运动

气及其运动是一切存在的本体，天与地为一切存在中的一种存在，因此，天与地不过是气的具体化，天地变化不过是一种具体存在的形态及其运动形式。《黄帝内经》认为，天与地有其相对独立的、具体的存在形态及运动形式——五运六气。五运六气简称"运气"，它揭示了天地的存在形态及运动形式，是反映天地之气变化及过程的哲学范畴。从物理层面看，"运"是指地气运动变化的五种基本形式，一般认为是木运、火运、土运、金运、水运；"气"是指天气运动变化的六种基本形式，一般认为是风、寒、暑、湿、燥、火，两者互为因果，互作呈现，相互交错而产生一年的节气。从哲学层面看，五运之间的关系是相生相克，六气之间的关系是阴阳离合，五运六气皆有阴阳。

如今看来，运气学说是古人在观察和思考"人地—月球—太阳（五星）"三

---

①《中国大百科全书》总编委会编《中国大百科全书》（第二版），第 6 册，中国大百科全书出版社，2009，第 134 页。

者关系后形成的中国古代最早的气象学、天文学和宇宙观。这里，"人地"是一个概念，指人所处的环境，以及人在环境中的一切活动。也就是说，运气学说一方面源于古人对太阳、地球等宇宙星体运动规律的观察和总结，另一方面源于对人与自身所处环境关系的观察与总结，是有科学性的。我把《黄帝内经》的"天"理解为宇宙存在的一部分，而不是一般学者理解的整个宇宙，这主要源于《素问》的《天元纪大论篇第六十六》和《五运行大论篇第六十七》。例如，在《天元纪大论篇第六十六》中，黄帝与鬼臾区相互对答中所蕴含的宇宙论思想：

> 帝曰：愿闻五运之主时也何如？鬼臾区曰：五气运行，各终期日，
> 非独主时也。帝曰：请闻其所谓也。鬼臾区曰：臣积考《太始天元册》
> 文曰：太虚寥廓，肇基化元，万物资始，五运终天，布气真灵，揔统坤
> 元，九星悬朗，七曜周旋，曰阴曰阳，曰柔曰刚，幽显既位，寒暑弛张，
> 生生化化，品物咸章。

这段话，最高的范畴是"太虚"，相当于现代哲学所说的"存在"，具有本体论意味。它的具体存在，就是星体、星体的运动，万物、万物的生化。在《五运行大论篇第六十七》中，岐伯接着鬼臾区的问题继续讨论，说道：

> 臣览《太始天元册》文，丹天之气经于牛女戊分，黅天之气经于心
> 尾己分，苍天之气经于危室柳鬼，素天之气经于亢氐昴毕，玄天之气经
> 于张翼娄胃。所谓戊己分者，奎壁角轸，则天地之门户也。夫候之所始，
> 道之所生，不可不通也。

就这两段话而言，鬼臾区可谓哲学家，而岐伯可谓天体物理学家。用现代学术范式的眼光看，这两段话既有历史文献的根据，也有理论的根据。历史文献就是《太始天元册》，理论根据就是"道"、就是天文。"天"就是与人息息相关的自然界，"通"就是通晓天文，而"气"所标示的客观实在就是自然界的存在及其运动。这其实相当于现代意义的天文学，也可推广为现代宇宙学，但如果推广为现代哲学的本体论就有失偏颇了。总体而言，我认为《黄帝内经》里尽管也蕴含了哲学本体思想，如承认和弘扬了"气""太虚"的概念，但它终究是关于人的生命哲学理论，是围绕着解决人的生命问题的学说，对于本体基本上是"存而不论"，或者说只是作为前提而承认。《黄帝内经》的哲学思想、核心问题或者说基本理论问题，是人的生命问题，是人与天的"交互""参应"问题，因

为"交互"如何、"参应"如何直接关系人的养生保健与医治效果。这说明，天与人的关系是《黄帝内经》的基本核心理论问题。正因如此，《黄帝内经》及其中医思想体系的核心范畴是"五行""五运""六气"等现代意义上的关系性范畴，而不是"气"或"太虚"等现代意义上的本体范畴。这就是为什么在《黄帝内经》及其中医思想体系中，"气"绝大多数指的是具体的实在对象，而不是作为具有普遍性一般性哲学范畴的原因。这一点，与宋儒所用的"气"概念是不同的。

一、先秦时期的五行和六气思想

五行学说对中国文化和思想的影响是广泛而深远的。1930年，历史学家顾颉刚先生就指出："五行，是中国人的思想律，是中国人对宇宙系统的信仰；二千余年来，它有极强固的势力。"[①]五行思想，主要载于《尚书·洪范》《尚书·甘誓》《吕氏春秋》《淮南子》等先秦时期的著作中。一般认为，五行思想可能在商周时期就已产生，五行学说的形成大概在战国晚期，而具有哲学意义的五行学说则形成于《管子》，在《吕氏春秋》中继续发展，在《淮南子》中成熟。

（一）五行起源

《尚书·洪范》，较早记载了五行，谓：

> 五行：一曰水，二曰火，三曰木，四曰金，五曰土。水曰润下，火曰炎上，木曰曲直，金曰从革，土爰稼穑。润下作咸，炎上作苦，曲直作酸，从革作辛，稼穑作甘。

对这段话的理解，历来有很多解释，例如英国大科学家李约瑟曾指出："根据这样的看法，五行理论乃是对具体事物的基本性质做出初步分类的一种努力，所谓性质，就是说只有在它们起变化时才会显现出来的性质。"[②]这是很有哲学见地的。学者一般认为，这里的五行已经不是指木、火、土、金、水五种具体物质了，而是对这五类事物属性的概括，具有抽象概念的意味。因为只有具备了抽象性，五行才能用于概括其他事物的性质或功能，才能与其他的诸如六气之类的概念相互诠释。但是，在《黄帝内经》中，其形象性特征还是很明显的，如根据水

---

① 顾颉刚：《五德终始说下的政治和历史》，载《古史辨》第五册，上海古籍出版社，1982，第404页。

② 李约瑟：《中国科学技术史》第二卷：科学思想史，科学出版社，1990，第266-267页。

具有向下流动的特征，提炼出"润下"的概念，这是符合水的性状的。但"润下"
为什么是咸的？《尚书·洪范》并没有明确的解释，这也许是根据人们日常生活
的某种具体体验而总结出来的。这种具体体验，既有对农业生产活动规律的感悟，
也有对气候影响农作物情况的观察和总结，如《尚书·洪范》说："庶征：曰雨、
曰旸、曰燠、曰寒、曰风。曰时五者来备，各以其叙（序），庶草蕃庑。"《尚
书大传》更是指出了气候因素对农作物生长的影响，谓："雨以润物，旸以干物，
暖以长物，寒以成物，风以动物，五者各以其时，所以为众验。"

　　如果是这样，那么五行思想一开始就是具有物质性的，是人的经验性或体验
性的产物。物质性，是历来研究者所说的五行起源于"五材说"的根据；经验性
或体验性，是历来研究者所说的五行起源于"五方说"的根据。实际上，在五行
起源问题上，不仅有这两个观点，还有"五季说""五星说"等。后世的研究者
无论持哪一种观点，都能在历史文献中找到相关支持，如五材说在《左传》《国
语》《尚书》等典籍中就有支撑材料。《左传·襄公二十七年》记载："天生五
材，民并用之。废一不可。"①《国语·郑语》亦云："先王以土与金木水火等合，
以成百物。"②《尚书大传》所说，"水火者，百姓之所饮食也；金木者，百姓之
所兴作也；土者，万物之所资生也，是为人用。"③可见，"五材说"与人们日常
生活资料相关，人们的生活离不开水、火、木、金、土五种物质。而"五位说"
则与人们对事物运动变化、对劳动实践活动的观察和体会有关。如雨水自天而降，
山火奔腾而上升，树木从地里曲折破土而出挺拔直上云霄，金具锋利而可以砍伐，
土地深厚而可以耕耘收获，这些都是人们在环境中劳动时可以直接观察体会的。
雨水落在舌头上变咸了，山火烧过的东西变苦了，正在成长着的树木汁水是酸的，
金属农具的碎屑具有辛味，庄稼果实是甘甜的，人们数千年的观察和体会都是如
此，久而久之，便有了相应的抽象名词。我认为，这两种学说都反映了人与自然
界的劳动实践关系，反映了人的自觉认识活动。劳动实践是一种生命创造性活动，
展现了人生生不息的生命力量。

　　如果说《尚书·洪范》发现了人们日常生活与劳动实践的物质性和空间性，《管

---

①　左丘明撰，李维琦、陈建初等注：《左传·襄公二十七年》，岳麓书社，2001，第464页。

②　左丘明撰：《国语·郑语》，上海古籍出版社，1998，第515页。

③　伏胜撰，郑玄注，陈寿祺辑校：《尚书大传》，中华书局，1985，第60页。

子》则发现了其时间性。在《管子》中，春、夏、秋、冬四季变化，以及春生、夏长、秋收、冬藏的四季特点，是当时人们对四季规律的总结。如《管子·四时》就曾指出，四季植物生长特征是不同的，"春赢育，夏养长，秋聚收，冬闭藏"①。不仅如此，《管子》还进一步揭示了日月阴阳的交互规律，如《管子·形势解》云：

> 春者，阳气始上，故万物生；夏者，阳气毕上，故万物长；秋者，
> 阴气始下，故万物收；冬者，阴气毕下，故万物藏。故春夏生长，秋冬
> 收藏，四时之节也。②

这是对自然现象的观察，即随着时间的变化，万物有不同的形态，万物功用有不同的表现。这是因为"春秋冬夏，阴阳之推移也；时之短长，阴阳之利用也；日夜之易，阴阳之化也"③。

从渊源看，《吕氏春秋》思想可以说是因循《管子》而发展的。因循方面，如命题"凡举事无逆天数，必须其时，乃因其类"④。发展方面则是构建了一个以气、阴阳和五行为理论内核的思想体系，呈现了天地人合一、时间空间一体的思想图景，即"五行五脏祭祀配位"。《吕氏春秋》认为，四时之"德"有着不同的方位和象征物：春，方位为东，以木为德，青色；夏，方位为南，以火为德，赤色；秋，方位为西，以金为德，白色；冬，方位为北，以水为德，黑色。这对《管子》思想的承袭是比较明显的。不过，在《管子》中，一年分为五等份，分别与五行相匹配，而《吕氏春秋》是一年分为四等份，其中土行没有与具体的某个季节相匹配，这是两者的区别。如是，《吕氏春秋》是如何构建"四时五行五脏配位模式"的呢？这取决于《吕氏春秋》的性质。由于它是一部记载人类行为活动的史书，而且所记载的核心是上层建筑的活动，是以历史上统治者们最重要的活动——"祭祀"展开的，由此而揭示"四季－五行－五脏"之间的关系及其特点。这一点，在《吕氏春秋·十二纪》中有详细的叙述：

① 管子：《管子·四时》，李克和、刘柯：《管子译注》，黑龙江人民出版社，2003，第281-282页。

② 管子：《管子·形势解》，李克和、刘柯：《管子译注》，黑龙江人民出版社，2003，第389页。

③ 管子：《管子·乘马》，李克和、刘柯：《管子译注》，黑龙江人民出版社，2003，第28页。

④ 吕不韦：《吕氏春秋·仲秋纪》，张玉春等译注：《吕氏春秋译注》，黑龙江人民出版社，2003，第176页。

孟春之月，日在营室，昏参中，旦尾中。其日甲乙，其帝太皞，其神句芒，其虫鳞，其音角，律中太蔟，其数八，其味酸，其臭膻，其祀户，祭先脾。……是月也，以立春。先立春三日，太史谒之天子曰："某日立春，盛德在木。"

孟夏之月，日在毕，昏翼中，旦婺女中。其日丙丁，其帝炎帝，其神祝融，其虫羽，其音徵，律中仲吕，其数七，其性礼，其事视，其味苦，其臭焦，其祀灶，祭先肺。……是月也，以立夏。先立夏三日，太史谒之天子曰："某日立夏，盛德在火。"

孟秋之月，日在翼，魂斗中，旦毕忠。其日庚辛，其帝少皞，其神蓐收，其虫毛，其音商，律中夷则，其数九，其味辛，其臭腥，其祀门，祭先肝。……是月也，以立秋。先立秋三日，太史谒之天子曰："某日立秋。盛德在金。"

孟冬之月，日在尾，昏危中，旦七星中。其日壬癸，其帝颛顼，其神玄冥，其虫介，其音羽，律中应钟。其数六，其味咸，其臭朽，其祀行，祭先肾。……是月也，以立冬。先立冬三日，太史谒之天子曰："某日立冬，盛德在水。"

上述引文就是《吕氏春秋·十二纪》所记载的关于四季与五行之木（脾）、火（肺）、金（肝）、水（肾）的关系，其中土行没有匹配，这是与《管子》思想不同的地方。总体看来，《吕氏春秋》"天地人合一"的思想是很明显的，因为它不但将五材与五位结合起来，形成了完整的四时、五行和五脏的配位模式，而且在上层建筑的人事活动中，将时间、运动与人体融合成了完整图景，这是中国传统"天人合一"哲学思想的体现。

（二）五行之间的关系

五行的哲学基础，以及五行之间的生克关系，在《淮南子》中就已得到了进一步揭示和发展。《淮南子》认为，五行的物质性和运动性，决定了它们不是孤立静止的存在，而是相互联系的。而且，《淮南子》完善和阐明了五行生克的机制，提出了以属性为标准的五行与五脏配位法。

第一，《淮南子》对五行相互关系的揭示，夯实了宇宙气本论的基础。研究发现，《淮南子》的宇宙论，其核心概念是气、阴阳、四时、精物。《淮南子·天文训》云：

天地未形，冯冯翼翼，洞洞灟灟，故曰太昭。道始于虚廓，虚廓生宇宙，宇宙生气，气有涯垠。清阳者薄靡而为天，重浊者凝滞而为地。清妙之合专易，重浊之凝竭难。故天先成而地后定。天地之袭精为阴阳，阴阳之专精为四时，四时之散精为万物。①

这段话，回答了宇宙的存在形态是什么，是如何衍生出四季的。它把宇宙的存在状态称为"太昭"或"虚廓"，这相当于现代哲学"存在"的概念，一切运动变化皆由存在开始。《淮南子·天文训》谓："道曰规，道始于一，一而不生，故分而为阴阳，阴阳合和而万物生。"

第二，《淮南子》明确表述了五行的相生关系。《淮南子·天文训》云："水生木，木生火，火生土，土生金，金生水。"②这是五行的相生关系。《淮南子·地形训》亦载："木胜土，土胜水，水胜火，火胜金，金胜木。故禾春生秋死，菽夏生冬死，麦秋生夏死，荠冬生夏死。"③这是五行的相胜关系。值得注意的是，这里禾、菽、麦、荠作为四季代表性作物，说明人们的劳动实践活动与五行关系是相对应的。此外，《淮南子·说林训》还提道："水中有火，火中有水"，这是五行的互藏关系。

总之，从《尚书》《管子》《吕氏春秋》到《淮南子》，先秦时期的五行及其关系得以确定（见图4）。五行的相生关系：木生火，火生土，土生金，金生水，水生木；五行的相胜关系：金胜木，火胜金，水胜火，土胜水，木胜土。值得注意的是，从《管子》开始，五行与五方的配位关系一直没有改变，都是木—东、火—南、土—中、金—西、水—北；在《管子》中，五行与五脏的配位关系为木—脾、火—肝、土—心、金—肺、水—肾，而在《吕氏春秋》和《淮南子》中，五行与五脏的配位关系为木—脾、火—肺、土—心、金—肝、水—肾。五行与四季或五季的关系也有变动（见图5）。

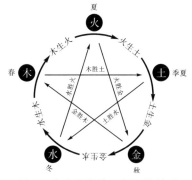

图4　先秦早期的五行及其关系

① 赵宗乙译注：《淮南子译注》，黑龙江人民出版社，2003，第98-99页。

② 同上书。

③ 同上书。

五类/五行	《管子》四季/五方/五脏			《吕氏春秋》四季/五方/五脏			《淮南子》四季/五方/五脏		
木	春	东	脾	春	东	脾	春	东	脾
火	夏	南	肝	夏	南	肺	夏	南	肺
土	一	中	心	中央	一	心	中央	中	心
金	秋	西	肺	秋	西	肝	秋	西	肝
水	冬	北	肾	冬	北	肾	冬	北	肾

图 5　《管子》《吕氏春秋》和《淮南子》五行及其关系比较

（三）六气

在中国思想史上，"六气"概念出现之前，就有"五气"的说法了。《尚书·洪范》所记载的："言五者各有材干也。谓之'行'者，若在天则五气流行；在地世所行用也。"这是说，木火土金水，在天表现为五气流行，在地则为人们日常生活不可少的材料。这里，未指明五气具体是什么。而"六气"的概念，早见于《左传》中，云：

> 天有六气，降生五味，发为五色，征为五声，淫为六疾。六气曰阴
>
> 阳风雨晦明也。分为四时，序为五节，过则为灾。

这里，不仅指出了六气是五味、五色和五声的根源，而且指明了六气实际上就是六种气候现象，其现代天文学的特征极为明显。另外，《左传》还将五行与六气并论，谓："则天之明，因地之性，生其六气，用其五行。"又谓："故天有三辰，地有五行。"也就是说，六气在天，五行在地，但无论是六气还是五行，都还不是统于天地的基本。把"气"与生命现象联系起来的是《管子》的《枢言》篇，其中指出，"有气则生，无气则死，生者以其气"。《心术下》篇也强调，"气者身之充也"。后来，《淮南子·精神训》则概括为："积阳之热气生火，火气之精者为日；积阴之寒气为水，水气之精言为月，日月之淫精为星辰。"这里，有热气、寒气、火气和水气的说法，可见"气"既有物质性，亦有功能性。

总之，先秦时期，关于"六气"的学说都是零散的，也没有"五行"学说那样流行。"六气"思想深入发展，并形成一定体系的哲学思想，是在《黄帝内经》。就此来说，《黄帝内经》对中国哲学思想史是有重大贡献的。

二、《黄帝内经》的运气学说

在《黄帝内经》中，五运六气学说是一种天地运动观，所反映的是气及其气化的天地运动，相当于现代气象学和宇宙学的研究对象，而气象学和宇宙学的研究对象都是客观存在，是可见可触可感的，因此《黄帝内经》的运气学说是有一定客观真理性的，可称之为"天地运动观"。《黄帝内经》的天地运动观主要集中于《素问》著名的"七篇大论"：《天元纪大论篇第六十六》《五运行大论篇第六十七》《六微旨大论篇第六十八》《气交变大论篇第六十九》《五常政大论篇第七十》《六元正纪大论篇第七十一》《至真要大论篇第七十四》，此外，还有《素问》的《六节藏象论第九》等篇，以及《灵枢》的《九宫八风》等篇。

（一）阴阳与五行相互涵摄的运气理论

运气学说作为一种天地宇宙观，它的基本概念和范畴是气、阴阳、五行、六气。可以说，对这几大范畴的相互诠释和说明，构成了《黄帝内经》的宇宙观，这一宇宙观实际上是天地观，还达不到本体论。不过，五行、阴阳思想在《黄帝内经》思想体系中的地位是很高的。从中国传统哲学语境上看，《黄帝内经》应用了"阴阳五行"的概念，其运气学说的核心内容也是阴阳、五行，"夫五运阴阳者，天地之道也，万物之纲纪，变化之父母，生杀之本始，神明之府也"（《素问·天元纪大论篇第六十六》）。可见，在《黄帝内经》中，五行、阴阳是天地运动的规律，是万物产生的纲领，是一切变化的源泉，是生或死的根本，是生命精神活动的所在。

与其他诸家思想不同的是，"阴阳"在《黄帝内经》中常指"三阴三阳"，也就是"六气"。《黄帝内经》认为，由于气的存在状态有多少之别，所以有了三阴三阳的分别。如《素问·天元纪大论篇第六十六》谓："阴阳之气各有多少，故曰三阴三阳也。"那么，三阴三阳与六气（寒、暑、燥、湿、风、火）的关系是什么呢？《黄帝内经》认为，三阴三阳相对应于气的多少及其变化的六种状态及关系，也就是太阳、少阳、阳明、太阴、少阴、厥阴，它们分别通过寒暑燥湿风火得以呈现；而木、土、金、水、火等"五运"是地的阴阳变化，相对应于地气的变化多少，于是有生、长、化、收、藏五种状态及其变化关系。可见，在《黄帝内经》中，"五运"也指生、长、化、收、藏五种运动变化，并分别用木、火、土、金、水给予指称或概括。《素问·天元纪大论篇第六十六》谓：

> 寒暑燥湿风火，天之阴阳也，三阴三阳上奉之。木火土金水火，地
> 之阴阳也，生长化收藏下应之。

这是说，由于天气与地气各自有阴有阳，天气以阳生阴长，地气以阳杀阴藏，就有了生长化收藏的变化过程。《素问·天元纪大论篇第六十六》亦谓：

> 天以阳生阴长，地以阳杀阴藏。天有阴阳，地亦有阴阳。木火土金
> 水火，地之阴阳也，生长化收藏。

天气与地气相互交错运动，阳中有阴，阴中有阳。五运，每五年为一个变动周期；六气，每六年为一个循环周期。这样，天动地静、阴阳交错，就产生了变化，就有了地球上的节令和季节特征。对此，《素问·天元纪大论篇第六十六》总结道：

> 阳中有阴，阴中有阳。所以欲知天地之阴阳者，应天之气动而不息故，
> 五岁而右迁，应地之气静而守位，故六期而环会。动静相召，上下相临，
> 阴阳相错，而变由生也。

《素问·天元纪大论篇第六十六》指出，就一年的物候变化来说，五运是源于五行与四时匹配的结果，即将春风配木、夏热配火、长夏湿配土、秋燥配金、冬寒配水。这样的匹配，实际上反映了一年四季的物候变化及其特征。

（二）《黄帝内经》五运学说及其发展

"五运"实际是五行思想的承袭和表现，换句话说，生长化收藏的"五行"在《黄帝内经》中称为五运。在《黄帝内经》中，两者也有一定的区别，当言及天地自然五个方面的变化原因时，多称为"五运"；当言及脏腑等变化原因时，多称为"五行"。这反映了当时人们对五运与五行关系的认识还不足，自觉程度不够深。不过，《黄帝内经》对于五行各要素之间变化关系的认识还是有所发展的，主要体现在两个方面：一是承袭"相生相克"思想，并运用于人体研究；二是深化五行关系，揭示了五行之间的"制化乘侮"关系。

1. 五行与人体五脏的对应关系

《素问·宝命全形论篇第二十五》云：

> 木得金而伐，火得水而灭，土得木而达，金得火而缺，水得土而绝，
> 万物尽然，不可胜竭。

这是说，木碰到金就会被砍伐，火碰到水就熄灭，土碰到木就会被疏通，金

碰到火将被熔化，水碰到土将被堵塞，万物都遵循着这个道理。对五行之间的这种关系，中国古代思想家早有认识，《黄帝内经》显然是一种继承，并进一步将五行与人体五脏匹配。例如《素问·藏气法时论篇第二十二》就明确提出了"肝主春""心主夏""脾主长夏""肺主秋""肾主冬"的若干命题，根据临床经验，进行总结，云：

> 五行者，金木水火土也，更贵更贱，以知死生，以决成败，而定五藏之气，间甚之时，死生之期也。

这是说，五行就是金木水火土，知道了它们的盛衰和生克关系，就可以知道人的生或死，就可以知道治疗是否会取得好的效果；由此，还可以确定五脏的盛衰、生克关系及疾病的变化情况，乃至确定死或生的时间。《素问·藏气法时论篇第二十二》还认为，知道了五行的性质和变化、五脏的性质和变化，就可以依据五脏的生理、机理和病理进行养生和防病治病（见图6）。例如，用五味治五脏，用针刺经络调理五脏，等等。这种关于人自身是整体、人与自然也是整体的"天人相应"关系，当代中医学界都是认同的。

自然界							五行	人体						
五音	五味	五色	五化	五气	五方	五季		五脏	五腑	五官	五体	五华	五志	五液	五声
角	酸	青	生	风	东	春	木	肝	胆	目	筋	爪	怒	泪	呼
徵	苦	赤	长	暑	南	夏	火	心	小肠	舌	脉	面	喜	汗	笑
宫	甘	黄	化	湿	中	长夏	土	脾	胃	口	肉	唇	思	涎	歌
商	辛	白	收	燥	西	秋	金	肺	大肠	鼻	皮	毛	悲	涕	器
羽	咸	黑	藏	寒	北	冬	水	肾	膀胱	耳	骨	发	恐	唾	呻

图6　当代中医学界关于天人相应学说研究结论

2. 相犯相乘相侮的五行关系

上述五行思想是正常情况下对"生克制化"的运用。通过长期临床的实践和积累，《黄帝内经》还揭示了五行之间的特殊状态、特殊关系，即母子相犯、相乘、相侮等关系，这种关系在某种意义上是五行关系的深化、具体化。

所谓母子相犯，是相对五脏正常关系的异常变化而言的，包括"母及于子"和"子及于母"两种情况。"母及于子"是指生的一方异常而波及被生的一方，从而使得两方都出现异常，其发生的顺序与正常情况下的相生关系是一致的，如火异常时会影响到土。"子及于母"是指被生的一方异常时影响到生的一方，从而两方都出现异常，其发生的顺序与正常情况下的相生关系相反，如金异常时影响到土。相乘实际上是一种正向制约，是指某一行太过强大而过度克制了所生的那一行，或某一行太弱而过度制约了被生的那一行，如木太过，或土不足，都会产生"木乘土"的现象，其发生的顺序与相克是一致的。相侮实际上是一种反向制约，是指某一行对其所胜一行的反向制约，也叫"反克"。例如金克木，无论是金不足、木太过，还是既有金的不足，又有木的太过，都会产生"木侮金"的反向相克（即相侮）。

在《素问·六节藏象论篇第九》中，五行相生相胜、生克制化、相乘相侮关系的哲学意义，通过黄帝与岐伯之间的精彩问答呈现出来。帝曰："五运之始，如环无端，其太过不及何如？"是说五行终而复始，像圆环一样，那么其中的太过和不及是什么样的呢？

对这个问题，岐伯从"常"与"过"两个方面进行了分析，谓："五气更立，各有所胜，盛虚之变，此其常也。"是说，五行之气的更迭，是由于各自有所胜，产生了盛和虚的变化，这是正常的情况，称为平气，即无过的状态。那么，太过或不及到底是怎样的呢？对此，岐伯借助于远古的经籍（"在经有也"），对五行之间的所胜关系进行了解释，这其实继承了远古时期的五行思想，他说道：

　　春胜长夏，长夏胜冬，冬胜夏，夏胜秋，秋胜春，所谓得五行时之胜，各以气命其藏。

春胜长夏，也就是木克土；长夏胜冬，也就是土克水；冬胜夏，也就是水克火；夏胜秋，也就是火克金；秋胜春，也就是金克木。这是从时间（季节）方面认识五行之气的相胜关系。在岐伯看来，人的五脏也是根据这样的五行之气而命名的。岐伯认为，时间可以证明一切，"谨候其时，气可与期"。对于相胜关系，他做了进一步的阐述：

　　求其至也，皆归始春，未至而至，此谓太过，则薄所不胜，而乘所胜也，命曰气淫。不分邪僻内生，工不能禁。至而不至，此谓不及，则所胜妄行，而所生受病，所不胜薄之也，命曰气迫。所谓求其至者，气至之时也。

谨候其时，气可与期。

这是说，五脏之气何时来临，要以立春为标准；如果时令还未到来，但相应的脏气却到来了，则为太过；太过就会侵犯原来自己所不胜的气，而凌侮原来自己所胜的气，这也叫"气淫"。如果时令到了而相应的脏气还未来，则为不及；不及就会使自己原来所胜的脏气妄行（因其没有受到制约），也会使自己原来所不胜的气前来欺凌，这也叫"气迫"。那么，什么是"求及至"呢？就是在脏气来临之时，观察相应时令是否到达，如果脏气与时令相合则人体正常，如果不相符合则人体异常。那么有没有五行之气不相承袭的情况呢？岐伯认为，自然界有其规律，但如果气运失去了它们之间固有的关系，则为反常，反常的结果往往是有害的，如《素问·六节藏象论篇第九》所谓："苍天之气，不得无常也。气之不袭，是谓非常，非常则变矣。"也如《素问·宝命全形论篇第二十五》所说："五运相袭，而皆治之，终蕶之日，周而复始，时立气布，如环无端，候亦同法。"

（三）《黄帝内经》六气学说的深入发展

《黄帝内经》六气学说，最鲜明、最独特的是三阴三阳的发明，并用其来解释自然界和人体之气的变化。虽然，作为一种学说，六气在《黄帝内经》中的内容并不如五行那样丰富，也不及五行、阴阳思想那样广泛，但是，在"七篇大运"的运气思想中，它是不可或缺的，是支撑运气学说的理论基础。以下，着重研究《黄帝内经》用三阴三阳解释自然现象变化的情况，而用其解释人体生命现象的内容，将在后续的章节中阐述。

之所以说"三阴三阳"最独特，是因为在《黄帝内经》成书之前，"六气"是指风、火、暑、湿、燥、热等六种"天气"自然现象的变化，在《黄帝内经》中，六气不但承袭了此前的内容，而且发明了太阳、少阳、阳明、太阴、少阴、厥阴六个方面的新内容，并将所有内容综合起来形成"三阴三阳"的思想体系，用于解释天地自然的变化。这样，对自然规律的认识就深化了、系统化了。如今看来，这套解释系统应当是《黄帝内经》对人类科学技术的最大贡献之一。那么，《黄帝内经》到底是如何对先前的思想进行继承与创新的呢？有没有证据呢？有的。以下根据《素问·六元正纪大论篇第七十一》进行说明，以其中"六气主时"的自然变化为例。

《素问·六元正纪大论篇第七十一》认为，三阴三阳六气的变化有正化、有变化、有胜气、有复气、有利用、有病害等，各自有不一样的征象，谓："六气正纪，有化有变，有胜有负，有用有病，不同其候。"六气主时，自然界的正常变化情况如何？又如何用六气学说进行解释？

第一种现象，六气主时的正常气候特点。

夫气之所至也，厥阴所至为和平，少阴所至为暄，太阴所至为埃溽，少阳所至为炎暑，阳明所至为清劲，太阳所至为寒氛，时化之常也。

这是说，六气来临时各有其特征：厥阴风木之气是和煦的，少阴君火之气是温暖的，太阴湿土之气是湿润的，少阳相火之气是火热的，阳明燥金之气是清凉急劲的，太阳寒水之气是寒冷的。这里，是将三阴三阳六气与风湿燥火等六气综合起来，用于解释自然现象。

第二种现象，六气主时万物正常的生化。

厥阴所至为风府，为兴会墆启；少阴所至为火府，为舒荣；太阴所至为雨府，为员盈；少阳所至为热府，为行出；阳明所至为司杀府，为庚苍；太阳所至为寒府，为归藏；司化之常也。

这是说，厥阴之气来临，是风的聚集，草木开始萌芽；少阴之气来临，是火的聚集，万物繁花似锦；太阴之气来临，是雨的聚集，万物充实而丰满；少阳之气来临，是热气的聚集，万物生长茂盛；阳明之气来临，这是肃杀之气的聚集，万物开始更替或衰老；太阳之气来临，是寒的聚集，万物生机潜藏到内部。这里揭示了三阴三阳六气对自然万物生化的不同作用。

第三种现象，六气主时气候正常的变化。

厥阴所至，为生为风摇；少阴所至，为荣为形见；太阴所至，为化为云雨；少阳所至，为长为蕃鲜；阳明所至，为收为雾露；太阳所至，为藏为周密；气化之常也。

这是说，厥阴之气来临，不仅万物生长，而且也是风气动摇之时；少阴之气来临，既是万物繁荣之时，也是万物形态显现之时；太阴之气来临，既是万物生长变化之时，亦是云雨润泽之时；少阳之气来临，万物不仅得以生长养育，而且表现为茂盛和鲜艳；阳明之气来临，不仅万物收敛，而且为雾露下降之时；太阳之气来临，万物闭藏，阳气固密。这里揭示了气候与万物变化的三阴三阳根源。

总之，《黄帝内经》的"三阴三阳"解释系统，并没有脱离五运和六气各要素。上述列举的是"六气主时"的常态现象，同样，"六气主时"的异态也可以用"三阴三阳"和"风火湿燥热"六气内容来解释，如：

厥阴所至为飘怒太凉，少阴所至为太暄寒，太阴所至为雷霆骤注烈风，少阳所至为飘风燔燎霜凝，阳明所至为散落温，太阳所至为寒雪冰雹白埃，气变之常也。

这是说，厥阴之气所至，则大风骤然，气温大凉；少阴之气所至，则不是大热就是大寒；太阴之气所至，则雷霆大作、狂风暴雨；少阳之气所至，则有旋风，或有白天火热而夜间冰霜；阳明之气所至，则草木脱落而气候温暖；太阳之气所至，则出现寒冷、大雪、冰雹、白埃之气。这里用三阴三阳揭示了气候变化的异常现象。

《素问·六元正纪大论篇第七十一》在"六气主时"条件下，用三阴三阳六气对自然界以及人体变化进行阐释，共举出十二种变化。最后的结论是：

夫六气之用，各归不胜而为化，故太阴雨化，施于太阳；太阳寒化，施于少阴；少阴热化，施于阳明；阳明燥化，施于厥阴；厥阴风化，施于太阴，各命其所在以征之也。

这是说，六气变化的作用，都是加于不胜之气而产生的：太阴湿气，加于太阳而为化；太阳寒气，加于少阴而为化；少阴热气，加于阳明而为化；阳明燥气，加于厥阴而为化；厥阴风气，加于太阴而为化。那么是什么在"化"呢？当然是"气"在化。可见，"六气主时"理论是一种气化理论。确实，气化理论是《黄帝内经》天地运动观的根本理论，是五运阴阳理论的基础。《素问·六元正纪大论篇第七十一》谓：

圣人之道，天地大化，运行之节，临御之纪，阴阳之政，寒暑之令，非夫子孰能通之。

这段话的意思是：天地物质运动变化的规律、五运普遍存在及其之间的联系、六气普遍存在及其运动规律，尤其是这些规律或联系里的对立统一性，正是自然环境之所以存在和变化的根据，这些天地宇宙观的真理性知识，除了科学家，谁还能通晓呢？

三、运气学说的现代意义

当代著名哲学家冯友兰先生曾指出五行学说的哲学意义：

战国时期的阴阳五行家，就其自然观而说，唯物主义的成分是占主导的一面，但他们用五行来归纳分类自然界犯了机械唯物论的错误。秦汉以后，五行学说形成了两条对立的路线：一条路线是，和自然科学的发展紧密联系起来，抛弃了原来的神秘主义成分，特别是其中的'天人感应'的迷信，坚定地走向了唯物主义的道路，这就是如《内经》所讲的阴阳五行的思想；另一条路线是，发展了战国以来阴阳五行学说中的神秘主义成分，抛弃了原来的唯物主义的观点，进一步和宗教迷信结合起来。这就是以董仲舒为代表的唯心主义和神秘主义所讲的阴阳五行的思想。①

这一见解，在研究《黄帝内经》的运气学说时，不应当被遗忘。当代学者刘长林先生，基于中医系统理论的思路，从现代科学技术体系建构的角度进行研究，认为五行学说还体现了唯物主义辩证法关于世界是普遍联系的观点，属于朴素的系统论，虽然其"五行胜复"的规律有循环论的表现。刘长林先生辩证性地评析到：

五行学说作为一种朴素的理论，重视系统整体的动态联系，注意到事物运动的周期性，这在原则上是对的，但它有时把平衡绝对化，把事物运动的周期性看作原封不动的封闭圆圈，看不到每一次循环都比上一次有了变化，增添了新的内容，甚或进到高一级的程度，不懂得螺旋式上升的道理，明显的有循环论倾向。②

这一见解是具有辩证性的。此外，当代医学家顾植山先生的观点也值得重视，他认为，"五行或五运（五行即五运，'运'和'行'都是运动变化的意思），是对不同时段的五类气息的表达，后来延伸为对自然界五种运动变化状态和性质的概括"③。

从现代哲学知识和科学技术角度看，运气学说可称为五运阴阳学说、天地气化理论等。这些学说和理论，从古代文献看，纷繁芜杂，但如果从现代天文学探源，则较为清晰。根据徐子平先生等人的研究（见图7）④，六气的产生实际上

---

① 冯友兰：《中国哲学史新编》上卷，人民出版社，1998，第637-638页。

② 刘长林：《〈内经〉的哲学和中医学的方法》，科学出版社，1982，第95-102页。

③ 顾植山：《五运六气 不该遗忘的"绝学"》，《健康报》2011年6月15日，第6版。

④ 徐子平：《中医天文医学概论》，湖北科学技术出版社，1990，第2页。

是由三大运动决定的，一是天球视运动，二是太阳视运动，三是地球视运动。基于黄道面上观察三大运动，便有了三阴三阳；每个视运动各自又分为周年视运动和周日视运动，同样基于黄道面上的观察，便有了三阴三阳。阴阳不过是太阳光的暗与明、寒与热的变化及结果，当被看作变化过程时，即称为三阴三阳；当被看作变化结果时，则称为六气，实际上两者都是运动变化的反映，是真正的"气息"。换句话说，气息是太阳光度的反映，是对地球一个回归年中太阳光度变化的六个阶段的反映，表现为一定地理环境的物候现象，由三大运动所决定。不过，三大运动中的天球视运动是假想出来的，实际上并不存在，因此真正起决定作用的是实际存在的太阳视运动与地球视运动。太阳光度的阴与阳，在《国语·周语》中有记载，即周太史伯阳父的言论："夫天地之气，不失其序。若过其序，民乱之也。阳伏而不能出，阴迫而不能蒸，于是有地震。"这里，出现了"天地之气"的概念，以及其中的两种力量——阳与阴。

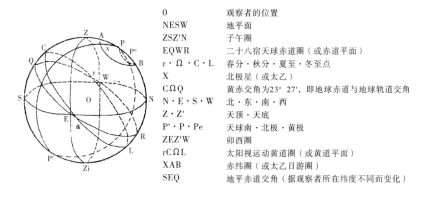

0	观察者的位置
NESW	地平面
ZSZ'N	子午圈
EQWR	二十八宿天球赤道圈（或赤道平面）
r·Ω·C·L	春分·秋分·夏至·冬至点
X	北极星（或太乙）
CΩQ	黄赤交角为23°27'，即地球赤道与地球轨道交角
N·E·S·W	北·东·南·西
Z·Z'	天顶·天底
P'·P·Pe	天球南·北极·黄极
ZEZ'W	卯酉圈
rCΩL	太阳视运动黄道圈（或黄道平面）
XAB	赤纬圈（或太乙日游圈）
SEQ	地平赤道交角（据观察者所在纬度不同而变化）

图 7　中国古代天运图

总之，《黄帝内经》以三阴三阳为核心的运气学说，不仅有思想史的渊源，还有天文学或宇宙学的科学根据，不是空穴来风，不是主观臆造。它认为，天地是客观存在的，其运动规律是阴阳变化。

第三节　感化相应的天人关系

《黄帝内经》所说的"天人感应"思想，包括四个方面的内容：一是人与天有共同的"气"本质；二是人与天有共同的"气化"（运动）规律，即"相参"；三是人的生命活动与天的活动相对应，即"相应"；四是在人与天地的关系中，天地起主导作用，即"顺天"。这些基本内容是建立在以气相通、天人相通的理论基础上的，要全面理解中国古代哲学的"天人合一"思想，就不能不理解《黄帝内经》的"天人感应"思想。揭示和肯定《黄帝内经》"天人感应"的科学内涵，对于正确理解和区分非医家的"天人感应"思想是极为重要的。因为，这涉及对中国古代"天人合一"哲学思想科学内涵的正确理解问题。也许，通过不断研究会发现，缺少了医家的"天人感应"科学思想，中国古代哲学的"天人合一"思想将失去科学性的基石。集中体现《黄帝内经》"天人感应"思想的内容，主要有《素问》的《四气调神大论篇第二》《生气通天论篇第三》《阴阳应象大论篇第五》《六节藏象论篇第九》《异法方宜论篇第十二》《藏气法时论篇第二十二》《宝命全形论篇第二十五》《五常政大论篇第七十》，以及《灵枢》的《邪客第七十一》《刺节真邪第七十五》《卫气行第七十六》《岁露论第七十九》等。这些篇章直接或间接回答了人与自然、人与天的问题。

一、人气通天气

在中国哲学思想史上，明确提出"以气通天"命题的是《庄子·知北游》，其中说道：

> 生也死之徒，死也生之始，孰知其纪？人之生，气之聚也，聚则为生，散则为死。若死生为徒，吾又何患？故万物一也。……故曰：通天下一气耳。

不仅如此，《庄子》还指出了人事、天理、五德等人类社会活动所要遵循的法则，那就是要顺应自然。《庄子·天运》说：

> 夫至乐者，先应之以人事，顺之以天理，行之以五德，应之以自然，然后调理四时，太和万物，四时迭起，万物循生。

与《庄子》所提命题相近的，还有《吕氏春秋》所提出的"生命气化时序观"，以及《淮南子》所提出的"生命阴阳气化观"等。不过，将这一命题扩充并具有严密表达形式的，是《荀子·王制》中的经典表达："水火有气而无生，草木有生而无知，禽兽有知而无义。人有气有生有知亦且有义，故最为天下贵也。"这里"气"是一切物质存在的基础，相当于现在所说的物质存在。

以《庄子》"气生命"为代表的中国古代生命哲学思想，对《黄帝内经》的影响是深刻的。《黄帝内经》认为，人与万物均源于天地之气，人是顺应四时法则成长的。《素问·宝命全形论篇第二十五》云："人以天地之气生，四时之法成"。不但如此，《素问·阴阳应象大论篇第五》更指出："天有四时五行，以生长收藏，以生寒暑燥湿风；人有五脏化五气，以生喜怒悲忧恐。"这是说，天有阴阳，人体亦有阴阳；天有五行，人有五脏，这些都是相应的；人有喜怒悲忧恐，对应寒暑燥湿风。这说明了人之情志不过是气化产物的思想。

不仅五脏以气相通于天，而且各类"天气"也相通于人体各部位。《素问·阴阳应象大论篇第五》谓：

> 天气通于肺，地气通于嗌，风气通于肝，雷气通于心，谷气通于脾，雨气通于肾。六经为川，肠胃为海，九窍为水注之气。以天地为之阴阳，阳之汗以天地之雨名之，阳之气以天地之疾风名之。

这是说，肺是与天气相通的，嗌是与地气相通的，肝是与风木之气相通的，心是与雷火之气相通的，脾是与五谷之气相通的，肾是与雨水之气相通的。人体的六经就像大地上的大河，肠胃就像大地上的海水，九窍就像大地上的溪流；如果以天地比为阴阳，那么人的汗水犹如天地间的雨水，人的呼吸犹如天地间的风。这里有附会和类比，但显然贯彻了"气"通天地、通人体的思想。

《黄帝内经》借用黄帝与岐伯的对话，讨论了万物产生及其生命活动的本质。在《素问·六节藏象论篇第九》中，黄帝问道：

> 余闻气合而有形，因变以正名。天地之运，阴阳之化，其于万物，孰少孰多，可得闻乎？

这是说，"气"运动到一定条件下产生形体，形体表现出一定的活动状态，称之为物及其生命。那么，物及其生命出现以后，如何才能保持自身呢？是天地的气运起作用大一些，还是阴阳的变化起作用大一些呢？这些是关于人体存在及其生活现象的问题，很是深刻。对此，岐伯回答道：

> 悉哉问也。天至广不可度，地至大不可量，大神灵问，请陈其方。草生五色，五色之变，不可胜视；草生五味，五味之美，不可胜极，嗜欲不同，各有所通。天食人以五气，地食人以五味。五气入鼻，藏于心肺，上使五色修明，音声能彰。五味入口，藏于肠胃，味有所藏，以养五气。气和而生，津液相成，神乃自生。

这是说，天给生命提供了五气，地给生命提供了五味；五气从鼻进入人体，贮藏于心肺，这样生命容貌明润、声音洪亮；五味从口进入人体，贮藏于肠胃，从而滋养生命的五脏之气。总之，五气和合，生命得以存在，加上人体津液的参与，使得生命不仅得以存在，而且呈现出旺盛的生命力。这段话揭示了生命与天地的共同本质是气，因此，生命形体的存在就是养气，呼吸是养气，饮食也是养气。要之，就是人体与自然环境进行物质和能量的交换。

对《黄帝内经》关于人与天的关系的概括，学界多用"天人合一"或"天人相应"，而我认为用"天人感应"更符合原书，更能显示中国传统哲学思想的特征。不过，与其他学派天人感应论有所不同的是，《黄帝内经》的天人感应论是建立在以气相通、天人相通的理论基础上的。《素问·生气通天论篇第三》等曾专门阐述，甚至直截了当地表明"夫自古通天者生之本，本于阴阳。天地之间，六合之内，其气，九州九窍、五藏、十二节，皆通乎天气"。此外，用天人感应论可以避免现代学术界的一些认识误区，即将"天人合一"作为《黄帝内经》的本体论。事实上《黄帝内经》并不是纯粹的哲学著作，没有着意于构建哲学本体论，气体论也只是它的思想前提而已，它最高的哲学命题是"天人感应"。就此而言，冯契先生主编的《中国哲学大辞典》，将"天人合一"解释为："中国哲学史用语。指天道与人道、自然与人为相通、相类和统一。"①我认为这是准确的，这也正是《黄帝内经》"天人感应论"的含义，它确实是以"气"为理论原点，以气相通、天人相通为理论基础的。当然，"天人感应论"包括诸多内容，如天人相参、天人相应、天人相通等。《灵枢·岁露论第七十九》说"人与天地相参也，与日月相应也"，《灵枢·邪客第七十一》也说："人与天地相应也"。

二、人天相参应

"天地相参"在《素问》中出现过一次，即《素问·欬论篇第三十八》"人与天地相参，故五藏各以治时"。郭霭春先生认为，"参"是相合、相应的意思②。"相参"在《灵枢》中出现过两次，即《灵枢·经水第十二》："海以北

---

① 冯契主编《中国哲学大辞典》，上海辞书出版社，1992年，第132页。此语虽然至宋代方由张载正式提出："儒者则因明致诚，因诚致明，故天人合一。"（《正蒙·乾称》）但是这一思想却可上溯至《周易》。

② 郭霭春：《黄帝内经素问校注语译》，贵州教育出版社，2010，第224页。本文所引《黄帝内经》均为此版本，文中不再加注。

者为阴，湖以北者为阴中之阴；漳以南者为阳，河以北至漳者为阳中之阴；溧以南至江者，为阳中之太阳，此一隅之阴阳也，所以人与天地相参也。"以及《灵枢·岁露论第七十九》："人与天地相参也，与日月相应也。"此外，其他地方还出现"相应""相副"等概念，如《灵枢·刺节真邪第七十五》说："与天地相应，与四时相副，人参天地，故可为解。"这是说，该理论和天地是相适应的，也和四季相符合，因为人体与天地的配合，所以可用来说明什么是解结。这是关于如何针刺皮肤之结的临床根据。《灵枢·岁露论第七十九》说："人与天地相参也，与日月相应也。"这是黄帝与少师对话的结论，他们就一般情况下正常人何以会猝然发病进行了讨论。在少师看来，正常人由于皮肤总是有着开闭和缓急的活动，邪气会在活动中侵入。那么，皮肤何以会有这样的活动呢？少师认为，这是人体与天地相参的结果，是人对日月相互推移的一种适应。在人体血气清畅、肌肉充实之时，即使有邪气来临也难于入侵；相反，在皮肤松缓、肌肉松弛、血气虚弱之时，邪气就会入侵而使人生病。

可见，《黄帝内经》是有天人感应思想的。事实上，这个思想也贯穿了《黄帝内经》所有篇章。在《黄帝内经》中，"相应"这个词出现了大约20次，比"相参"多，它强调具体事物之间的顺承或对应。"天人感应"的根本是以气相通、因气而通、气本必通；"天人感应"是在气化过程中发生的，是气化过程中人与天的关系，因此，天与人也只是气化之一物而已。

在我看来，天人感应是阴阳气化的产物，天人感应论是宇宙论的特殊内容，达到了宇宙论的高度而未达到气本论的高度，《黄帝内经》有宇宙论的自觉，但还未有本体论的自觉。《黄帝内经》的"天人感应论"，其基本内容是运气、精气、三阴三阳。运气，是标志人与天相通的哲学范畴；精气，是产生人的客观实在；三阴三阳，是天人感应的规律范畴。特别要指出的是，所谓"相应"是指人应于天，即人为自然界物质活动的产物，人在自然之中，人的存在与活动均与天相随应、相顺应、相匹配。从人学的角度看，"天人感应论"反映在三个方面：一是人的存在是气的存在，与气本体相应；二是人的功能性活动与气化状态相应；三是人的活动规律与天的运行规律相应。对此，可以从人与日月相参应、人与四季相参应、人与环境相参应三个方面进行分析。

（一）人与日月相参应

在《黄帝内经》中，关于人与日月相参应的关系，主要表现为人体活动与日月相应。例如，人体卫气运行周期的划分，就是与太阳运动相应的。《灵枢·卫气行第七十六》云：

> 天周二十八宿，而一面七星，四七二十八星。房昴为纬，虚张为经。
> 是故房至毕为阳，昴至心为阴。阳主昼，阴主夜。故卫气之行，一日一
> 夜五十周于身，昼日行于阳二十五周，夜行于阴二十五周，周于五藏。

这是说，天体是在二十八星宿之间运行的，天体的东西南北四个方位各有星宿七个。从东向西，以房宿到昴宿作为纬；从北向南，以虚宿到张宿作为经。这样，房宿到毕宿就是阳，昴宿到心宿就是阴。阳主管白天，阴主管夜间，如此，就一日一夜来说，卫气恰好在人体全身循环运行了五十周，即白天运行了二十五周，也就是早晨至傍晚时段，为阳；夜间运行了二十五周，也就是从黄昏至黎明时段，为阴，且都是围绕着五脏运行的。这段话，将人体卫气运行周期的根据，归于以二十八星宿为参照的太阳运行过程。《灵枢·通天第七十二》谓："天地之间，六合之内，不离于五，人亦应之，非徒一阴一阳而已。"可见，人体卫气之所以运行的根本是太阳光（太阳能量），卫气直接受太阳光有、无、强、弱的影响，从而相应变化的人体气息，其能量来源是太阳。该篇"注"的概念也反映了这一点，"注"即传注、流注、注入。《灵枢·卫气行第七十六》云：

> 日行十四舍，人气二十五周于身有奇分与十分身之二，阳尽于阴，
> 阴受气矣。其始入于阴，常从足少阴注于肾，肾注于心，心注于肺，肺
> 注于肝，肝注于脾，脾复注于肾为周。

这是说，卫气在白天运行完阳分之后，便到了夜间的阴分。由此开始，气的属性由阳性变为阴性。阴分的传注，一般是从足少阴传注到肾脏，由肾传注到心脏，由心脏传注到肺脏，由肺脏传注到肝脏，由肝传注到脾脏，再由脾脏又传注到肾脏，如此运行为一周。[①] 太阳能量变化引起的昼夜变化、温度变化影响着人体。《素问·生气通天论篇第三》谓："阳气者，一日而主外，平旦人气生，日中而阳气隆，日西而阳气已虚，气门乃闭。"正因为人体卫气循行的最终根据是

---

① 郭霭春：《黄帝内经灵枢校注语译》，贵州教育出版社，2010，第498页。

太阳能量变化所带来的阴阳，所以《素问·生气通天论篇第三》开篇就宣示："夫自古通天者生之本，本于阴阳。天地之间，六合之内，其气，九州九窍、五藏、十二节，皆通乎天气。"总之，人体是随着自然界的昼夜推移、阴阳消长而发生节律性变化的。该篇还说到"平旦人生，日中而阳气隆，日西而阳气已虚，气门乃闭"。可见，人体活动规律的根据在于自然界，与自然息息相关。这一观点，杨上善在所著的《黄帝内经太素》中总结为："天地变化之理谓之天道，人从天生，故人合天道。"

《黄帝内经》还有一个重要的观点，月的盈亏变化与人体气血变化有着一致的节律，并且指明了"月相—潮汐—血气"三者之间的关系。《灵枢·岁露论第七十九》云：

> 人与天地相参也，与日月相应也。故月满则海水西盛，人血气积，肌肉充，皮肤致，毛发坚，腠理郄，烟垢著。""至其月郭空，则海水东盛，人气血虚，其卫气去，形独居，肌肉减，皮肤纵，腠理开，毛发残，瞧理薄，烟垢落。

这是说，人与天地是相参的，与日月变化是相应的。当月亮变圆满的时候，就影响了海水西盛，致使人的血气通畅，肌肉充实，皮肤紧致，毛发坚硬，腠理正常开合，体表充实。当月亮变亏缺的时候，就影响了海水东盛，致使人的血气亏虚，卫气发散，形体独立，肌肉缩减，皮肤松软，毛发残缺，体表衰弱。

（二）人与四季相参应

在《黄帝内经》中，充分反映"天人感应论"的是对人与四季"参应"的阐述，这在很多论篇中都能看到。例如《灵枢·顺气一日分为四时第四十四》云："春生夏长、秋收冬藏，是气之常也，人亦应之。"从中医学思想史上看，这个思想奠定了中医学的理论基础，形成了中医学的理论特色。以现在的眼光看，这一理论是说，人与自然本身存在自我调节机制，因此要从气化出发，在自然节律与生命节律相统一的基础上，来认识生命的一切活动及其过程。在临床上，无论是人体的生理、机理、病理，乃至诊治原则和养生准则，都要遵循人与自然尤其是四时的节律，据此恢复或强化人体的自我调节、自我康复机制。可见，《黄帝内经》中"天人感应论"的"天"，主要是指四季或四时。由于四季就是时间，因此《黄帝内经》的天人感应思想，强调的是时间，这是现代医学发展的思想史资源。

《黄帝内经》认为，因天地运行而产生的季节变化，分为春气、夏气、秋气、冬气和长夏之气。事实上，"春气"是时间与空间的综合概念，"春"为时间，"气"为空间。在自然界中，万物在不同季节有其不同的生、长、化、收、藏过程，其根源就是太阳能量的存在及其变化。《素问·四气调神大论篇第二》说道："夫四时阴阳者，万物之根本也。"这就是说，人体生命是天地的产物，为万物之一物，所以也受四时阴阳的支配，其生命活动也一定与四时阴阳相应。从人的机体组分看，首先重要的是水气，因为人体是由气聚而成形体的，正常情况下，水在人体内的气化循行，与四时阴阳一定是相符合的。对此，《素问·经脉别论篇第二十一》谓：

> 饮入于胃，游溢精气，上输于脾；脾气散精，上归于肺，通调水道，
> 下输膀胱；水精四布，五经并行，合于四时五脏阴阳揆度，以为常也。

这是说，水进入胃后，散发的是精气，向上输送到脾脏；随之，在脾脏又进一步散发出精华，再继续向上输送到肺；最后，肺气通过调节，顺着水道返而向下输送，直到膀胱。如此，水气终将散布全身皮肤毛发，并流注到五脏经脉之中，而这一切是符合四时五脏阴阳的，是与其动静变化相应的，生命因此得以正常维系。这里用四时、五脏、阴阳等概念来解释人体的水代谢系统，实际上也反映了人体生命活动与四季规律相符合。而人体水代谢系统随外界和季节变化而变化，在直观上也是可以看到的。《灵枢·刺节真邪第七十五》云：

> 与天地相应，与四时相副，人参天地。
>
> 阴阳者，寒暑也。
>
> 人气在外，皮肤缓，腠理开，血气减，汗大泄，皮淖泽。寒则地冻水冰，
>
> 人气在中，皮肤致，腠理闭，汗不出，血气强，肉坚涩。

这是说，人体之所以可以与天地相参应，就在于阴阳寒暑的变化。天气炎热时，人的阳气散布于外部，皮肤松弛，腠理张开，血气少而汗液外溢，整个皮肤都很湿润。但在寒冷天气时，人的阳气潜藏在内部，皮肤绷紧，腠理封闭，不出汗而血气强，整个皮肤都很干涩。

以上举的是人体生命活动中的水代谢系统的例子，还有一个明显的例子是人体内在的经脉之气。经脉之气在人体内的流注也是显著受到四季变化影响的。《灵枢·五乱第三十四》云：

> 经脉十二者,以应十二月。十二月者,分为四时。四时者,春秋冬夏,
> 其气各异,营卫相随,阴阳已知,清浊不相干。

这是说,人体十二经脉与一年十二个月是相应的,而十二个月又分为四个季节,也就是春、夏、秋、冬,每个季节的气候特征各不相同。对人体来说,如果营气和卫气内外通顺,阴阳表里相合,清浊分明而不相扰,那么,人体脏腑的功能与四季不同气候的变化就是相适应的,人体也就安泰舒适了。这段话将人体是否正常和舒适归于人体内经脉的循行是否能与四季气候变化保持一致。那么,人体经脉之气又是如何与四季相适应的呢?对此,《素问·四时刺逆从论篇第六十四》做了总结:"春气在经脉,夏气在孙络,长夏气在肌肉,秋气在皮肤,冬气在骨髓中。"这是说,春天,风木之气在经脉;夏天,君火之气在孙络;长夏,湿土之气在肌肉;秋天,燥金之气在皮肤;冬天,寒水之气在骨髓。又何以如此呢?该篇继续解释:

> 春者,天气始开,地气始泄,冻解冰释,水行经通,故人气在脉;夏者,
> 经满气溢,入孙络受血,皮肤充实;长夏者,经络皆盛,内溢肌中;秋
> 者,天气始收,腠理闭塞,皮肤引急;冬者,盖藏,血气在中,内著骨髓,
> 通于五藏。

这里对脉气变化与四季相应做了细微全面的解释,与《灵枢》所载的人体血气运行与四季步调一致是相同的。此外,《素问》中还有多处记载。例如《素问·离合真邪论篇第二十七》说:"天地温和,则经水安静;天寒地冻,则经水凝泣;天暑地热,则经水沸溢;卒风暴起,则经水波涌而陇起。"还有《素问·阴阳离合论篇第六》也指出:"天为阳,地为阴,日为阳,月为阴,大小月三百六十日成一岁,人亦应之。"《素问·六节藏象论篇第九》更是总结为:"以六六之节,以成一岁,人以九九制会,计人亦有三百六十五节,以为天地。"此外,还有《素问·脉要精微论篇第十七》《素问·玉机真藏论篇第十九》等篇,如春脉弦、夏脉钩、秋脉浮、冬脉营等,对人体血气和脉象随着四时规律变化的现象,都有详细的描述。

由此看来,太阳在天体中运行一周共二十八宿,也就是一年的365天,人体的气血运行周期与此同步,即气在人体内运行一周为二十八脉,且二十八脉上有365个腧穴,这与"天"是相符合的。这是《黄帝内经》天人相应论的一个例子。

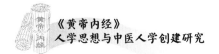

（三）人与环境相参应

环境是指地理环境，也就是中国古代地学。中国古代地学源远流长，早在春秋战国时期就有著述，如《山海经》《尚书·禹贡》和《管子·地员》等。《黄帝内经》将这些知识与对人体的认知联系起来，构建了独特的人与环境相参应的知识体系，包括人的起居饮食规律与环境相应、人的机体功能与环境相应、人的社会活动与环境相应等内容。

第一，关于人的起居饮食规律与环境相适应，《素问·异法方宜论篇第十二》有翔实讨论。该篇认为，只有认识了人在不同的方位时机体的特点，才能治好病，"故圣人杂合以治，各得其所宜，故治所以异而病皆愈者，得病之情，知治之大体也。"

首先谈东方，云：

> 东方之域，天地之所始生也，鱼盐之地，海滨傍水；其民食鱼而嗜咸，皆安其处，美其食；鱼者使人热中，盐者胜血，故其民皆黑色疏理。

这是说，东方是万物产生的地方，具有生长的气象，盛产鱼和盐。此方位，因为依海傍水，所以人们都喜欢吃鱼和盐这样的食物，饮食与环境相适应，就会感觉这个地方好；不过，因常吃鱼所以肠胃一般会有热邪滞留，所以人的皮肤较黑，腠理疏松。

其次谈西方，云：

> 西方者，金玉之域，沙石之处，天地之所收引也，其民陵居而多风，水土刚强；其民不衣而褐荐，其民华食而脂肥，故邪不能伤其形体。

这是说，西方是出产金玉的地方，多为砂石环境，风大，土质硬，具有收敛的气象，人们多在山上居住；在衣着上，人们少有棉制品，多穿毛或草制品，食物讲究鲜美，身型较为肥胖，这样邪气不易侵犯体表。

再次谈北方，云：

> 北方者，天地所闭藏之域也，其地高陵居，风寒冰冽；其民乐野处而乳食，藏寒生满病，其治宜灸焫。

这是说，北方是万物收藏的地方，冰天雪地，人们常在野地居住，以牛羊等动物的乳汁为食物，因此内脏往往受寒而有胀满之疾，多用灸焫治疗。

接着谈南方，云：

南方者，天地所长养，阳之所盛处也，其地下，水土弱，雾露之

所聚也；其民嗜酸而食胕，故其民皆致理而赤色。

这是说，南方是万物长养的地方，阳气极为充足，地势也低，水土潮湿，雾气、露水都很多，人们多吃酸性和腐乳的食物，所以皮肤紧致而带有红色。

最后谈中央之地，云：

中央者，其地平以湿，天地所以生万物也众，其民食杂而不劳。

这是说，大地的中央，平坦湿润，是万物生长和发育最为繁盛的地方，人们无须太多劳作也能吃到很多食物。

总之，一方水土养一方人，一方人性格各有不同，这是人与环境相适应的结果。《黄帝内经》这一认识是有道理，有其科学之处的，因为源于观察和体验，并且实有其事。此外，这个认识也是有思想史渊源的，例如《素问·异法方宜论篇第十二》是讨论人地关系的专篇，其中所论五方之人的体质特点，与《周礼·地官司徒》中的内容基本一致。

为什么不同方位和不同区域的人会有不同的生命机能特点呢？《黄帝内经》进一步揭示，这是由于不同方位和不同区域有着不同程度的阴阳所藏。《素问·五常政大论篇第七十》云：

阴阳之气，高下之理，太少之异也。东南方，阳也，阳者其精降于下，

故右热而左温；西北方，阴也，阴者其精奉于上，故左寒而右凉。是以

地有高下，气有温凉，高者气寒，下者气热。

同时，阴阳是以气为体的，地理环境实际上也是气的存在，故地理环境的变化也遵循阴阳规律。对此，《素问·六节藏象论篇第九》做了高度概括：

夫自古通天者，生之本，本于阴阳。其气九州九窍。皆通乎天气。

故其生五，其气三，三而成天，三而成地，三而成人，三而三之，合则为九，

九分为九野，九野为九藏，故形藏四，神藏五，合为九藏以应之也。

这里，九野是一个方位概念，即九州。"九州"的概念初见于《尚书·禹贡》。这是说，天是生命的场所、空间，阴阳是生命得以发生的根本，生命源于天，以阴阳为根本；空间为大地、为地理环境，具有区域性，这个区域就是九州，九州的地气与天气是相通的。何以为九？天有三气、地有三气、人有三气，共为九气，九气在大地上就是九野，在人体就是九脏，这与天的六六之数是相应的。《素问·六

节藏象论篇第九》谓："天以六六为节，地以九九制会。"

第二，《黄帝内经》提出了"四海说"，认为人体水、血气和经脉的运行，除了与四时有相应关系外，与人所处的环境亦有相应关系。《灵枢·海论第三十三》谓："经水者，皆注于海，海有东西南北，命曰四海。"人体亦有四海相应，"人有髓海，有血海，有气海，有水谷之海，凡此四者，以应四海也"。对此，杨上善在《黄帝内经太素·四海合》中解释说："十二经水者，皆注东海，东海周环，遂为四海。十二经脉皆归胃海，水谷胃气环流，遂为气血髓骨之海故也。"这里所提到的"十二经水"，其实在《尚书·禹贡》中便有记载，指的是中国大地上的九条实际存在的河流。显然，《黄帝内经》根据人与地理环境相应的原理，将它们移植到了人体机理之中。《黄帝内经》认为，胃是水谷之海，冲脉是十二经脉之海，膻中是气海，而脑为髓海，这四大海相互作用、相互配合，形成了水、气、血、髓的有机系统，由此维持人的正常生命。正如《灵枢·五癃津液别第三十六》谓："水谷皆入于口，其味有五，各注其海。"

本章小结

第一，天、地、人都是客观实在的，对此，《黄帝内经》是直观地、继承性地、前提性地认定的，并未像今天那样知性地、哲学地去论证。天与地是相互作用的，阴与阳的消长是天地相互作用的反映。《黄帝内经》观察了日（月）与地球的相互作用（运动），并通过候气法与日影测量方法，形成阴阳五行和五运六气学说。天、地、人统一于"气"。"气"是《黄帝内经》蕴含的哲学本体概念，但"气本论"还未形成《黄帝内经》独立的本体论形态。《黄帝内经》最高的哲学理论是"天地宇宙论"，最基本的命题是"天人感应"。

第二，五运六气是《黄帝内经》关于天地宇宙、天人感应独到的解释系统，是一种天地宇宙观。它蕴含了时间与空间的统一性，尤其突出了人体生命活动的时间性特征。"五运"既是时间的又是空间的，生、长、收、化、藏为其时间性表现，木、火、土、金、水为其空间性表现；"六气"既是时间的又是空间的，风、寒、暑、湿、燥、火为其空间性表现，三阴、三阳为其时间性表现。五运与六气是相互蕴含的，两者相互作用，推动气化天地及气化人生的出现，两者为"阴中有阳，阳中有阴"，意谓，"无无时间的空间，亦无无空间的时间"。

第三，《黄帝内经》的"天人感应论"，要从三个方面理解。其一，它是建立在天地宇宙观的基础上，可以说是以气为本的天人宇宙论，是一种关系论而未达到本体论。其二，"天"是指客观实在，包括星、日、月、地，四季、昼夜，五运、六气；"人"是指人类和人的个体生命；"感应"是气的相通，气的感应，而非心灵感应。其三，人在天地中，为气化产物，其"气"包括气血、脏腑、经络等所构成的人体生命，其"化"表现为生长壮老已的人体生命过程。

第四，"天人感应"是一种朴素的人体生命辩证法，属于人体生命辩证法的最初形态。人是客观实在的，人体与自然是相应的，有生长壮老已的过程。《黄帝内经》不仅直观地、前提性地认定和相信这一点，而且以人体为实验对象进行检验，也就是包括治疗疾病在内的养生保健方法，其结果就是对天人感应的认知，即关于人与自然之间的一种客观规律。因此，"天人感应"虽然朴素，但有科学性。《黄帝内经》是医学经验和医学知识的集合，虽有丰富、精湛的哲学思想和人学思想内容，但并未形成严密的系统的哲学理论体系及人学理论体系。

第五，从中国哲学史看，《黄帝内经》的"天人感应"是中国古代哲学"天人合一"的一种表现形式，并且是最朴素、最基础、最接近真实的表现形式。如果中国古代哲学的"天人合一"缺少了《黄帝内经》以气为本的"天人感应"，则将失去其最基础的科学性内容，从而削弱乃至动摇整个"天人合一"理论的科学性。

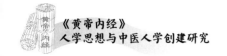

第二章

以脏腑为中心的生命存在论

> 生命是整个自然界的一个结果。
>
> ——弗里德里希·恩格斯

如今看来，作为高级生命的人，乃是以自然界为基础的劳动实践产物。《黄帝内经》以脏腑为中心的人体生命存在论，以独到的观点回答了人体生命的存在问题。本章力图用现代科学知识诠释《黄帝内经》的藏象反应系统和神志反应系统，展现其认识人体生命的整体图景。相对于本质论，这是关于现象的研究，属于现象论。

第一节　精搏气使的生命造化

生命是什么？人体生命从何而来？《黄帝内经》认为，天与地的"气交"，产生了人类；父与母的"交合"，产生了人体生命。天地的本质是气，人类是气化的产物，因此人类有气性。天气下流，地气上腾，从而有寒暑推移的四季变化，在寒来暑往的季节变迁中，产生了包括人在内的万物。父母亦是气化的产物，为人类之分子，其交合而产生新生命，这也是天地气性的反映。总之，人是天地合气的产物，是万物之一，是气性的存在，居于天地之间。如此看来，"气性"也是人的自然属性，这与万物之性在根本上是相同的。不仅如此，《黄帝内经》还认为人体生命有一个孕育、出生、成长、衰老和死亡的过程，这个过程之所以发生，是天地自然规律使然，是与这些规律相应的脏腑强弱及气血盛衰使然。由此看来，脏腑功能的强弱及其组织结构之间的协和与否，是决定生命质量的关键，是人体生命力的物质基础。《黄帝内经》关于生命造化及其生命力的揭示，主要集中在《素问·宝命全形论篇第二十五》《素问·至真要大论篇第七十四》《灵枢·决气第三十》《灵枢·天年第五十四》等篇章。

一、生命造化

生命源于天地之气，本于天地之合和。《素问·至真要大论篇第七十四》说："本乎天者，天之气也；本乎地者，地之气也；天地合气，六节分而万物化生矣。"生命的一切变化离不开气，既离不开天气，也离不开地气，并且受到地理自然环境的制约。《素问·五常政大论篇第七十》对此进行了详细讨论，其中说道：

"气始而生化，气散而有形，气布而繁育，气终而象变，其致一也。"

上述，不但说明了生命的根据在于"气"，而且对包括人的生命在内的一切生命现象过程给予了揭示，即生命造化是"气化"现象与"气"本质的统一，是在天地环境中生生不息的一个过程。可见，《黄帝内经》认为，生命个体、构成个体的肌体组织的本质是气，其生息不止的过程也就是气化的过程，而在人体生命中，具体表现为五脏六腑等组织器官的相互依赖、相互作用，从而使得人的肌体具有活性，具有生命力，这也即"生化"。显然，无论是"造化"还是"生化"，其本质都是"气化"。总体看来，《黄帝内经》不仅用"气化"概念揭示了生命造化及其过程，而且还用它揭示了人体各器官系统的"生化"活动。要之，"气化"是可以用来揭示和解释人体生命内在结构及其功能活动的概念和范畴。

但是，单独用"气化"概念还不能全部揭示人体生命的一切变化活动，尤其是对于其动力之源及其机制而言。在《黄帝内经》中，还有一个与"气化"处于同一层次的概念，即"阴阳"。《灵枢·岁露论第七十九》谓："人与天地相参也，与日月相应也。"这是说，作为气化产物的人体生命，离不开阴阳，人体生命活动与天地阴阳规律相参应。当然，阴阳本于气，无论是人体生命之阴阳，还是天地之阴阳，都是这样的。由此可见，《黄帝内经》在揭示人体生命的整体活动时，是有完备、翔实的人生哲学解释系统的。

《黄帝内经》认为，运动着的天地之气各有阴阳，它决定着人体生命活动与天地变化。《素问·阴阳应象大论篇第五》谓："故积阳为天，积阴为地，清阳为天，浊阴为地。"亦云："天有精，地有形，天有八纪，地有五里，故能为万物之父母。"这是说，气化产生了天和地两种客观存在，并且天以清阳为性，地以浊阴为性，清阳之性的天内含精微，浊阴之性的地外现形质，因此天地可造化成物，而人就是天地造化之物。《素问·宝命全形论篇第二十五》进一步概括为"人以天地之气生，四时之法成""天地合气，命之曰人"。这里强调，人是天地之气的产物，

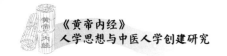

遵循四季变化的规律而存在。从思想史上看，这个认识与庄子的看法如出一辙。《庄子·知北游》说道："人之生，气之聚也，聚则为生，散则为死。"

如果说《黄帝内经》从人类的意义上揭示了人的造化根源和生命运动规律，那么从人的个体意义上看，它同时也反映了人体生命乃父母精血的产物。《灵枢·决气第三十》云："两神相搏，合而成形，常先身生，是谓精。"这是说，阴阳两性相互靠近，交合而产生新的形体，这个新形体的物质基础是在形体之先的，所以叫精。这揭示和肯定了生命的物质性。此外，《灵枢·天年第五十四》还具体论述了生命从出生到死亡的全过程。该篇是以设问的方式讨论的，问曰："人之始生，何气筑为基，何立而为楯，何失而死，何得而生？"这是关于人的生命起源的发问，也是对生命何以存在的发问。答曰："以母为基，以父为楯；失神者死，得神者生也。"这是说，母方是基础，父方的阳气是护卫，生命之所以能在双方的交合下产生，是以"神"为关键。那么，神又是什么呢？对此，该篇并未给出具体的定义，但在解释生命之所以发生时，指出了"神"的作用，谓："血气以和，营卫以通，五脏已成，神气舍心，魂魄毕具，乃成为人。"这是说，血气关系和谐，营气与卫气畅通，五脏形成，神气在心中已经产生，尤其是思维意识也完备的时候，人就产生了。可见，人体生命之"神"的塑造过程，是建立在有机体形成基础上的，是以物质性机体为载体的，《灵枢·经脉第十》云："人始生，先成精，精成而脑髓生。骨为干，脉为营，筋为刚，肉为墙，皮肤坚而毛发长。"

人体生命为天地所造化，生命一旦形成，则须有自己相对独立的"护卫墙"，那就是营气与卫气，它们共同担起了守护人体生命健康的任务。何为营气？何为卫气？《灵枢·营卫生会第十八》说道：

> 人受气于谷,谷入于胃,以传与肺,五脏六腑,皆以受气,其清者为营,浊者为卫。

这是说，营气与卫气源于人所食入的五谷杂粮，这些外来食物通过胃消化后产生精微之物，从而使五脏六腑得以濡养。其中，清的精微之物称为营气，浊的精微之物称为卫气。进一步地，营气和卫气是如何有效维护人体生命活动的呢？又是如何使得人体生命产生活力的呢？它们的循行有什么规律？对这些问题，该篇给予了详细的回答：

> 营在脉中，卫在脉外。营周不休，五十度而复大会，阴阳相贯，如

环无端。卫气行于阴二十五度，行于阳二十五度，分为昼夜，故气至阳而起，至阴而止。故曰日中而阳陇，为重阳，夜半而阴陇为重阴，故太阴主内，太阳主外，各行二十五度分为昼夜。夜半为阴陇，夜半后而为阳衰，平且阴尽而阳受气矣。日中而阳陇，日西而阳衰，日入阳尽而阴受气矣。夜半而大会，万民皆卧，命曰合阴，平旦阴尽而阳受气。如是无己，与天地同纪。

可见，营气循行的管道是血脉，卫气循行的路径是附着于血脉外围，它们二十四小时在身体内运行不止，各自循行五十周后又再次会合。营气与卫气的循行是有规律的，即阴阳相互贯通，像圆环一样没有始终。准确地说，卫气夜间循行于内脏二十五周，白天循行于阳经二十五周。卫气循行于阳经时，人便醒来开始生命活动；卫气循行于内脏时，人便进入睡眠状态。中午是阳气最强的时刻，此时的卫气状态称为"阳陇"；由于此时卫气从内脏循行到阳经，阳经的卫气是最为强盛的时候，这一状态称为"重阳"。相反地，夜半时卫气从阳经循行到内脏，内脏的卫气最为强盛，这一状态称为"重阴"。再从十二经脉的循行看，营气起于手太阴肺经而终于手太阴肺经，所以说是太阴主导营气的循行；卫气起于足太阳膀胱经而终于足太阳膀胱经，所以说是太阳主导卫气的循行。夜半是阴气最强的时刻，此时的卫气状态称为"阴陇"，夜半以后阴气开始衰退，黎明时阳气随着阴气的衰退而强起，至白天中午时刻阳气达到最盛；日落时阳气衰退，至黄昏时，阳气衰尽，阴气继而强起，至夜半时，营气与卫气相会合，这时人恰好入睡，此状态称为"合阴"。总之，营卫阴阳循行不止，与自然界的日月转移一致。

可见，不仅人是天地自然造化的产物，而且这一造化之物自身的活动与天地自然的规律保持一致。《黄帝内经》已经认识到，作为独立存在的人体生命是源于自然的，且对人体生命活动规律已经有了充分自觉。这种自觉，既表现在对人体生命活动现象符合实际的观察，也表现在对这一活动现象与自然规律相一致的揭示。要之，将人体生命活动及其内在规律归于天地活动及其规律，并将人体生命的种种属性归于天地阴阳的种种属性，是《黄帝内经》对人的自然属性的基本认识。

二、精、气、神的生命整体

人既有与自然一致的一面，也有相对独立的与自然不一致的一面。相对独立的，就是人的精神生活和文化生活。现代哲学认为，人的存在包括自然属性与社会属性，并且以社会属性区别于其他生命。对此，《黄帝内经》的认识如何呢？作为揭示人体生命活动诸问题的著作，《黄帝内经》并没有否定这一事实，不过，它对人类精神现象的思考路线是：在自然之中寻找人的精神实质，在人体生命的结构功能中确定人的精神实质。它认为，人体生命由"天地合气"而生，人体生命由精、气、神构成。"精"为根本，是构成人体生命的基础。"气"为运动之物，分为真气、宗气、营气、卫气，其中真气分布于脏腑和经络，宗气由水谷化成而聚于气海，同时水谷还化成营气、卫气，营气运行于脉中，卫气在脉外。在"精"与"气"的基础上产生了"神"，即人的生命力与精神。精、气、神与有形的躯体结合，形成生机勃勃的人体生命。总之，《黄帝内经》认为，精神现象是人的整体的重要组成部分，但精神现象的根源在于人体生命之中，直接的显著表现就是它关于"血气乃神气"的思想命题。

《黄帝内经》认为，人体最重要的莫过于血与气，《素问·调经论篇第六十二》直接说道："人之所有者，血与气耳。"而所谓血与气，《灵枢·决气第三十》的解释是："上焦开发，宣五谷味，熏肤、充身、泽毛，若雾露之溉，是谓气。……中焦受气取汁，变化而赤，是谓血。"这是说，在上焦产生并发散的、可湿润皮肤和充实身体的精微物质是气；在中焦的脾胃中消化和吸收了汁液，从而变成红色的精微物质是血。血与气是可以相互转化的，因为两者是同类。《灵枢·营卫生会第十八》说："营卫者，精气也；血者，神气也，故血之与气，异名同类焉。"这说明，营气和卫气都是水谷精气变化而来的，而所谓血其实也就是神气，它们的名称虽不同，但都同属一类。

值得注意的是，在《黄帝内经》中，"神"并不是神秘的、超自然的东西，它其实是对人体结构功能的一种描述，是对人体生命力的一种反映。可以说，在《黄帝内经》中，"形"与"神"都是有具体实指的，无论是叙述人体生命活动，还是描述诊断活动过程，都是如此。《素问·八正神明论篇第二十六》就曾这样描述：

　　　请言形，形乎形，目冥冥，问其所病，索之于经，慧然在前，按之不得，
不知其情，故日形。

　　　请言神，神乎神，耳不闻，目明心开而志先，慧然独悟，口弗能言，

俱视独见，适若昏，昭然独明，若风吹云，故曰神。

这段话其实是描述了高明医师如何诊断疾病。开始时，医师对患者的疾病并不十分了解，只有通过触摸患者的痛处，从脉搏去诊断，才能知道患者的病因病情，这种情况是从形体上得知的，所以称为"形"。在诊断过程中，医师如果不是靠语言表达，不是靠听闻，而是靠心志的领悟能力，对病情的模糊状态到昭然若揭的状态，称为"神"。可见，《黄帝内经》对包括人的精神现象在内的整体生命活动是有所反映的，虽然这并不普遍也未形成严密的体系。

在《黄帝内经》中，对人体生命活动力图景进行了系统揭示，并给予高度概括的是《灵枢·本神第八》，该篇云：

> 天之在我者德也，地之在我者气也，德流气薄而生者也。故生之来谓之精，两精相搏谓之神，随神往来者谓之魂，并精出入者谓之魄。所以任物者谓之心，心之所忆谓之意，意之所存谓之志，因志而存变谓之思，因思而远慕谓之虑，因虑而处物谓之智。

对这段话的解释有很多种，其中郭霭春的解释是较为精辟的。在郭先生看来，这段话是说：天使人得以生的是德，地使人得以生的是气，人就是天德地气相互交流搏击所生成的。演化成人体生命最初的物质存在，叫作精；阴精和阳精相结合而产生的生命机能，叫作神；随着这一生命机能活动而出现的知觉机能，叫作魂；随着精微物质一起出入而产生的运动机能，叫作魄；可以支配外来事物的，叫作心；心里所忆念而留下的印象，叫作意；意念所在，形成了认识，叫作志；根据认识而反复考察和研究一切事物的变化，叫作思；因思考而有深远的推想，叫作虑；在思虑的基础上，能用相应的方法正确地处理外界事物，叫作智。[①]

虽然，这段话不是一篇人生哲学，也不是一篇哲学宣言，而只是《灵枢》作者在研究情志致病的种种情况时，所指出具体的内伤的病机和病证，以及如何实施针刺治病的方法。但是，这段话是有生命哲学意义的，是典型的人体科学知识表达。其意义表现在三个方面：一是，其中的"德"与"气"是两个重要的概念，不是普通的名词，它们指的是构成宇宙的两种本原物质，诚如明代张景岳所说，"肇生之德本乎天，成形之气本乎地"。可见是具有一定哲学意义的。二是，其中的"精"与"神"不是哲学的概念，不是现代精神现象学的概念，也不是现代

---

① 郭霭春：《黄帝内经灵枢校注语译》，贵州教育出版社，2010，第81-82页。

名词或哲学概念的"精神"或"精神文化",而是人体科学的概念,指的是人的生命现象;尤其是其中的"魂"和"魄",更是具体指人的生理本能,诚如隋代杨上善所说,"魂者,神之别灵也",也如明代张景岳所说,"魄之为用,能动能作,痛痒由之而觉也"。三是,这段话里也包含了现代精神现象学意义上的概念,那就是意、志、思、智、虑,这是对人之高级精神活动形式的基本概括和认识。这段话系统地揭示了这些概念的内涵及其关系,且精湛和完整。由此可以看出,《黄帝内经》从两个方面把握了人体生命的整体性:一是,精、气、神的完整性及其物质性基础;二是,人体生命各要素都是具体的实在,概念都有具体所指,且不脱离实指。

第一,精气神的完整性及其物质性基础。在《黄帝内经》里,所谓精,是天地之精,是父母之精,是饮食谷物之精;所谓气,既指呼吸吐纳之气,也指由精化出的气;所谓神,既指生命整体的活动力,也指脏腑等器官组织的生理机能。三者毕具,方能成为人。正如《灵枢·天年第五十四》所说,血与气和谐循行,营气与卫气通畅,五脏形成且有了神气,尤其是思维意识出现,方有真正的生命产生。生命产生后,在其活动进程中,要始终保持"形"与"神"具备,才能长命百岁,诚如《素问·上古天真论篇第一》所云:"能形与神俱,而尽终其天年。"相反,如果"形"与"神"不相得、不具备,人轻则生病,重则死去。此外,《素问·汤液醪醴论篇第十四》还强调,如果人生病了,精神对于治愈有着决定性作用。例如临床上,病人机体衰退,气血竭尽,这种情况为什么治不好呢?就是由于精神不能发挥自身应有的作用,"神不使也"。何以精神不能发挥作用呢?该篇云:

精神不进,志意不治,故病不可愈。今精坏神去,营卫不可复收。……

精气弛坏,营泣卫除,故神去之而病不愈也。

这说明,如果病人的精神已经失去,意志已经散乱,则病是不可能治好的。因为精神是依附于精气、血气和营气卫气的,没有了这些物质基础,也就没有了神气,神气离开人体,疾病当然就不能治好了。这是轻的,如果重了,则人也就没命了。《素问·逆调论篇第三十四》谓:"人身与志不相有,曰死。"

人体生命是整体的存在,生命整体包括诸多子系统,各子系统之间有着奇妙的结构,并且处于动态变化的关系之中,结构和动态的关系使得人体处于活态。这就是《黄帝内经》的五脏藏神学说的实质。这一学说认为,五脏是实在的组织,这些组织有奇妙的生理机能及富有活力的"神"。《灵枢·卫气第五十二》认为，"神"即精神魂魄，"五脏者，所以藏精神魂魄者也"，它们之间密切联系、相互协调，保持和维护着人体生命活动。这一学说还认为，五脏的功能和奥妙之处，就是收藏精、神、血、气、魂、魄，六腑的功能和奥妙则在于运化谷物和运行津液于全身。这样看来，五脏藏神学说不仅肯定了人体组织的物质基础，而且揭示了这些组织的生理机能与奥妙，尤其强调了组织及其相应功能之间的协调关系。事实上，这些协调关系正是生命力的表现。可见，人的生命力有两大条件：一是生命的整体性存在，二是构成生命整体的各部分之间的协调性、活动性。

第二，《黄帝内经》的精气神都有具体所指，并不玄奥。《素问·阴阳应象大论篇第五》里的一段话很能说明：

> 阳为气，阴为味。味归形，形归气，气归精，精归化。精食气，形食味，
> 化生精，气生形；味伤形，气伤精；精化为气，气伤于味。

这是说，阳是无形的气，阴是有形的味；人的饮食滋养着身体，身体充实了真气，真气又产生精，而精微物质最终化生人体生命的一切。要之，精微物质是依赖真气而来的，身体是靠饮食而存在的。如果饮食不当，就会伤害身体；如果气有偏盛，就会损害精微物质。此外，真气能产生精血，精血充足又能化为气；而饮食五味如果太过，不但伤害身体也破坏气机。可见，在《黄帝内经》中，精、气、神三个概念并不神秘，或者说它们就是生命科学的名词，有着具体所指，远不是其他一些学派里的"精、气、神"那样抽象和玄之又玄。从思想史看，与《黄帝内经》差不多同时代的《淮南子》，其中的"精""气""神"虽然也有实指的意蕴，如"形、神、气志，各居其宜，以随天地之所为。夫形者，生之舍也；气者，生之充也；神者，生之制也"。但是也出现了"玄化"的端倪，如"夫精神者，所受于天也；而形体者，所察于地也。故曰：一生二，二生三，三生万物。万物背阴而抱阳，冲气以为和"。

在中国古代哲学思想里，当"精""气""神"三者作为一个连续的概念时，"气"是"精"的存在方式；"神"是"气"的产物，是"气化"的表现，是人体生命活动能力及其特定精神活动的反映。《黄帝内经》关于"精""气""神"的思想，不仅丰富了中国古代这一哲学思想，而且夯实了它的基础。

三、天地贵人的生命价值观

在先秦诸子的思想里，有不少"贵人"的人生观或价值论。如《荀子·非相》说道："人之所以为人者，非特以其二足而无毛也，以其有辨也。夫禽兽有父子而无父子之亲，有牝牡而无男女之别。故人莫不有辨。"而《荀子·王制》更高度地概括说："水火有气而无生，草木有生而无知，禽兽有知而无义，人有气、有生、有知，且有义，故最为天下贵也。"这些思想，为《黄帝内经》所继承，不仅如此，《黄帝内经》还从生成论方面寻找依据，深化了这一思想。例如《素问·宝命全形论篇第二十五》就说道：

> 天地合气，命之曰人。人能应四时者，天地为之父母；知万物者，谓之天子。

这是说，天气与地气相和合，于是有了人，而人如果能与四季变化相适应，那么万物都将滋养着人的生命，进一步地，如果能了解并把握自然规律，则可以称为天之子。这段话，既表明了人为天地自然所造化，亦肯定了人有且能够发挥主观能动性。该篇还说道：

> 天覆地载，万物悉备，莫贵于人。人以天地之气生，四时之法成，君王众庶，尽欲全形。

这是说，天所覆盖的和地所承载的，什么都有，但却没有比人更有价值的东西。这里，"全形"就是现代意义上所说的健康。《黄帝内经》认为，芸芸众生，无论帝王还是百姓，都追求生命健康，而且都是靠天地之气而生存的，都是遵循四季规律而成长的，天地造化对所有人都是平等的。因此，人应当发挥主观能动性，积极参与到天地的运行规律之中去。《灵枢·玉版第六十》说："且夫人者，天地之镇也，其不可不参乎？"这是说，人是天地宝贵的东西，为什么不参与到天地自然规律之中去，求得身体的健康呢？诚如张岱年先生所说："人生之意义即人在宇宙中之位置。""人是自然中之一物。但人之知物与自知，究是人之特点。"[①]《黄帝内经》的"贵人"价值观，即对人生意义的认识，是有理论根据的：一是对人体生命奥妙的探索，即认识自我；二是对体质类别的自觉，即对自我的再认识；三是以阴阳、虚实来揭示人体生命的性征，即对我之所以为我的认识。这三个方面让我们相信，《黄帝内经》对人在天地之中的位置已经有了相当的自觉，

---

① 张岱年：《张岱年全集》第一卷，河北人民出版社，1996，第454页。

达到了那个时代的人生观高度。

（一）对人体生命奥妙的探索

人体生命作为奥妙无穷的天地阴阳造化之产物，能否被认识？途径是什么？所谓"天至高不可度，地至广不可量，此之谓也。且夫人生于天地之间，六合之内，此天之高，地之广也，非人力之所能度量而至也"（《灵枢·经水第十二》）。对此，《黄帝内经》的回答是肯定的，《灵枢·经水第十二》云：

> 若夫八尺之士，皮肉在此，外可度量切循而得之，其死可解剖而视
> 之。其藏之坚脆，腑之大小谷之多才，脉之长短，血之清浊，气之多少，
> 十二经之多血少气，与其少血多气，与其皆多血气，与其皆少血气，皆
> 有大数。

这是说，对于人的躯体，它的皮肉等外在部分，可以通过直接观察触摸而被认识；对于死去的人，可以通过解剖来观察其内部组织结构，如五脏的坚脆，六腑的大小，经脉的长短，血液的黏稠，气息的强弱，以及十二经脉之中到底有多少血多少气，气血为什么多为什么少，等等，都是可以知道的。人体生命的奥妙之所以可以被认识，是因为人体与天地自然是一个整体，遵循同样的阴阳五行造化规律，"此人之所以参天地而应阴阳也"（《灵枢·经水第十二》）。认识并掌握了这一规律，同时很好地遵循它，则人就能健康。《黄帝内经》认为，能与天地阴阳相参相应的人称为"平人"，其形肉与血气是相称的，且阴阳虚实匀平，如《灵枢·终始第九》所说："形肉血气必相称也，是谓平人。""平人"的概念是《黄帝内经》对人体生命健康探索的重要成果之一。

（二）对体质的认识

对人体生命健康，《黄帝内经》能提出以阴阳为法则的"平人"的概念，这得益于对人体诸多体质特征的长久观察，以及长期的临床积累，其中也包括所涉及的人的一些社会属性。这方面，《黄帝内经》的诸多篇章，如《灵枢·根结第五》《灵枢·寿夭刚柔第六》《灵枢·终始第九》《灵枢·阴阳二十五人第六十四》《灵枢·五音五味第六十五》《灵枢·通天第七十二》等有详细的叙述。

一般来说，《黄帝内经》是根据阴阳五行学说，将人划分为五种类型。《灵枢·通天第七十二》记载黄帝与少师之间的对话，全面反映了这一点。黄帝问少

师：我听说人有属于阴，有属于阳的，这到底是怎么回事？少师回答说：这是因为天地之间一切的存在都离不开五行，人与天地的五行是相应的，所以人也有阴阳，只不过人类的生命特征并不只是阴与阳两种类型，而是五种类型。黄帝追问：是哪五种类型的人呢？少师回答说：

> 盖有太阴之人，少阴之人，太阳之人，少阳之人，阴阳和平之人。
> 凡五人者，其态不同，其筋骨气血各不等。

这是说这五种类型的人，有属于太阴的人，有属于少阴的人，有属于太阳的人，有属于少阳的人，还有阴阳和平的人。这五种类型的人，形态是不一样的，筋骨气血的表现也是不相同的。

《黄帝内经》对于体质差异的认识，也源于对人的观察，主要是两个方面：一是人的自然肉体状况，二是人在社会中不同地位或不同职业的体质差异。自然肉体方面的观察，如《灵枢·寿夭刚柔第六》就描述到："人之生也，有刚有柔，有弱有强，有短有长，有阴有阳。"该篇还注意到了体质与寿命的关系，揭示到："形与气相任则寿，不相任则夭。皮与肉相果则寿，不相果则夭，血气经络胜形则寿，不胜形则夭。""平人而气胜形者，寿；病而形肉脱，气胜形者，死，形胜气者，危矣。"难能可贵的是，为了能有效地治病救人，《黄帝内经》还仔细观察到社会地位不同者有不同的体质特征，如《灵枢·根结第五》借黄帝与岐伯的对话，讨论到：

> 黄帝曰：逆顺五体者，言人骨节之大小，肉之坚脆，皮之厚薄，血之清浊，气之滑涩，脉之长短，血之多少，经络之数，余已知之矣，此皆布衣匹夫之士也。夫王公大人，血食之君，身体柔脆，肌肉软弱，血气剽悍滑利，其刺之徐疾浅深多少，可得同之乎？
>
> 岐伯答曰：膏粱菽藿之味，何可同也？……刺布衣者，深以留之，刺大人者，微以徐之。

这是说，五种不同类型的人，他们的骨节大小有不同，肌肉有坚脆的差异，皮肤有厚薄的分别，血液也有清浊的不同，气有滑有涩，脉有长有短，血和经络有多有少。但这是对普通老百姓而言的，对于较少体力劳动的王公大人来说，情况又有不同了。他们的身体柔脆，肌肉松软，血气循行表现得很滑利，因此针刺的最低点、动作的快慢、针刺的深浅、穴位的数目，与普通老百姓是不一样的。

从这段话可以看出，为了有针对性地采取施治手段，《黄帝内经》注意到了不同职业者不同的体质特征。

同时，《黄帝内经》从人的整体出发，对人的种种体貌特征，多角度进行分类。其中，以阴阳为标准，就分为太阳、少阳、太阴、少阴、和平五种人。

而以五行五音为标准，则可分为二十五种人。不过，该篇没有指明这二十五种人的具体名称。按这两个标准进行的分类，相互间似乎没有包含关系。《灵枢·阴阳二十五人第六十四》描述到：

> 天地之间，六合之内，不离于五，人亦应之。故五五二十五人之政，
> 而阴阳之人不与焉，其态又不合于众者五。

> 先立五形金木水火土，别其五色，异其五形之人，而二十五人具矣。

这是说，天地之间，四方上下的空间里，没有离开五行的，人也是这样。值得注意的是，在二十五种类型里，属阴和属阳的两类人不在其中，阴阳之人的形态和一般人是不同的。该篇认为，其分类是从金木水火土五种形态出发的，然后对五色辨析，区分五声，如此，二十五种人的形态特征就能各自呈现。这段话明确了无论是哪一种分类标准，均要遵守与阴阳五行相参相应的前提。那么，根据五行五音分类标准所确立的五大类型的人，分别如何呢？该篇给予了详细的叙述。例如，就土形人来说：

> 土形之人，比于上宫，似于上古黄帝，其为人黄色圆面、大头、美肩背、大腹、美股胫、小手足、多肉、上下相称行安地，举足浮。安心，好利人不喜权势，善附人也。能秋冬不能春夏，春夏感而病生，足太阴，敦敦然。大宫之人比于左足阳明，阳明之上婉婉然。加宫之人，比于左足阳明，阳明之下坎坎然。少宫之人，比于右足阳明，阳明之上，枢枢然。左宫之人，比于右足阳明，阳明之下，兀兀然。

这是认为，土形之人，犹如五音里的上宫，是像上古的黄帝一样的人。从容貌看，他的肤色黄，面部呈圆形，头部很大，肩背厚实，体型健壮；从行为看，他行走稳重，做事讲诚信，心态平静，喜欢做好事，不喜欢追求权势和依附他人；从与环境的适应性看，他能耐秋冬之气，不太受得了春夏邪气；从十二经脉看，他属于足太阴脾经，为人诚恳；如果放在五音看，他属于大宫之人，类似于左足阳明经，在阳明的上部，表现和顺；如果放在加宫这类人看，也类似于左足阳明

经，但在阳明的下部，表现愉悦；如果放在少宫这类人看，则类似右足阳明经，为阳明的上部，表现圆滑；如果放在左宫这类人看，则类似于右足阳明经，但为阳明下部，表现很善良。

总之，《黄帝内经》运用阴阳五行学说，首先把人分为木、火、土、金、水五类，然后结合角、微、宫、商、羽，对每一类又细分为五种，总共把人分为二十五种类型。不仅如此，《黄帝内经》还揭示了二十五种类型人的社会属性。

（三）以十二经脉及其虚实来揭示人体生命性征

《黄帝内经》对人的认识，以及对人的体质分类，是建立在阴阳五行的理论基础上的，具体又通过人体十二经脉的"虚"与"实"给予揭示，只有这样，才能揭示人的诸种形质及其样态的本质——"常数"。《灵枢·五音五味第六十五》说道：

> 夫人之常数，太阳常多血少气，少阳常多气少血，阳明常多血多气，
> 厥阴常多气少血，少阴常多血少气，太阴常多血少气，此天之常数也。

这是认为，人的全身经脉有相对固定的特征。具体情况是：手足太阳经表现的是多血少气，手足少阳经表现的是多气少血，手足阳明经呈现的是多血多气；手足厥阴经表现多气少血，手足少阴经一般为多血少气，手足太阴经呈现的是多血少气。

如何运用"虚""实"范畴来解释人体生命的气质及其状态，《素问·调经论篇第六十二》有翔实的叙述。该篇认为，虚与实都是以气为前提的，人的整体状态如何，取决于人体之血与气，所谓"人之所有者，血与气耳"。同时，该篇认为，如果具体到人体的活动状态，就需要区别血偏胜与气偏虚的情况，但无论如何区别都离不开"实"，需要结合"实"的情况来认识。如果血偏胜和气偏胜都是虚，那么就没有实了吗？对此，该篇回答道：

> 有者为实，无者为虚，故气并则无血，血并则无气，今血与气相失，
> 故为虚焉。络之与孙脉俱输于经，血与气并，则为实焉。

这是说，多余的就是实，不足的就是虚。如果出现气偏胜，那么血就不足了，气与血也就不相匹配了，此状态就叫虚。另外，大络和孙络的气血都是要流注到经脉里去，如果它们相混杂，此状态也叫实。《黄帝内经》认为，气血在经脉里的流注状态，其虚实如何，关系到人体阴阳是否平衡和生命活动是否正常。《素问·调

经论篇第六十二》强调说："夫阴与阳皆有腧会，阳注于阴，阴满之外，阴阳匀平，以充其形，九候若一，命曰平人。"这是说，在人体的经脉中，无论阴脉还是阳脉，都会有流注与会合的俞穴。一般来说，阳脉里的血气，流注于阴脉，使得阴脉的血气充实，得到充实后的阴脉，其血气又继续流注到其他地方，这样就使得整个人体的阴阳得到了平衡，这时的人才可能是生命活动正常的人。要之，《黄帝内经》中的十二经脉及其虚实理论，是揭示人体生命性征，判断人体生命正常与否的重要理论。

第二节　以脏腑为中心的生命感化系统

所谓"藏象"，名自《素问·六节藏象论篇第九》，基本含义为张景岳在《类经·藏象类》中所说的"象，形象也。藏居于内，形见于外，故曰藏象"。在今天看来，藏象理论可以说就是中医的认识论，但它从根本上又不同于哲学中的反映论。因为，藏象理论的认识对象是以脏腑为中心的人体组织结构及其活动的整体，这种活动通过经络系统反映于体外而为人所观察，是"有诸内必形诸外""司外揣内"的一种思维方法，而现代哲学的反映论是大脑的功能及其活动的结果，是大脑对外部世界的综合反映。因此，本书将中医学这种独特的认识和思维称为脏腑生命感化系统。感，是指感应、相应、相参、参应；化，是指气化、变化、运动；感化，是指化生、传导、相通、自然优先、生命能动、天人合一。本节首先讨论其物质基础，然后研究脏腑及其功能活动，再讨论"神志"这一重要的五脏反应活动，最后指出其相应的生命科学意义。

一、精、气、血、津、液及其生理功能

《黄帝内经》认为，精、气、血、津、液都是一种气的存在，都是构成人体的基本物质，无论是脏腑还是经络，一切进行正常生理活动的人体组织都要以它们为基础。

精，是源自父母之身和人体吸收外界水谷精微所形成的基本物质，是人体生命的源泉。《素问·金匮真言论篇第四》说："夫精者，生之本也。"《灵枢·经脉第十》也指出："人始生先成精，精成而脑髓生。"可见，精是人体生命最基本的物质基础，是繁衍生命和维护生命活动的条件，它包括先天之精和后天之精。先天之精与后天之精的关系是"先天生后天，后天养先天"，两者对人体生命同

等重要。精通过化气、化髓、化血等诸多方式，对人体生命力发挥着强大的作用。例如《素问·上古天真论篇第一》指出："女子七岁，肾气盛，齿更发长。……丈夫八岁，肾气实，发长齿更。"讲的就是作为生命原动力的肾精的作用。《素问·刺法论篇第七十二》还概括说："正气存内，邪不可干。"即是说，精足气充，人体生命会旺盛，人的生命力益强，抗病能力显著提高，这是对当代中医临床有重要意义的命题。

气，是构成和维持人体生命活动的运动迅速、活力很强的精微物质。《灵枢·决气第三十》描述到："上焦开发，宣五谷味，熏肤、充身、泽毛，若雾露之溉，是谓气。"气的分类有多种标准，比如按来源可分为先天之气和后天之气，按部位和功能特点可分为元气、宗气、营气和卫气等。那么何为元气？《灵枢·本神第八》谓："生之来，谓之精。"这是气的最原始部分，由此"精"产生的气称为"元气"，是肾气的根本。何为宗气？《素问·六节藏象论篇第九》指出："肺者，气之本。"此气为吸入的自然界之气，在胸中与脾胃运化而来的气结合，成为"宗气"，是肺气之根本。无论是先天之气还是后天之气，对人体生命都很重要。《灵枢·五味第五十六》说道："故谷不入，半日则气衰，一日则气少矣。"此气为后天之气，是脾胃之本、生气之源。要之，《黄帝内经》认为，气是运动变化的，这一变化既包括"气化"，也就是人体精、气、血、津、液等物质各自的代谢及其相互变化；也包括"气机"，也就是指包括脏腑在内一切组织升、降、出、入的运动形式，即《素问·六微旨大论篇第六十八》所概括的，"故非出入，则无以生长壮老已；非升降，则无以生长化收藏。是以升降出入，无器不有"。那么，这些运动变化发挥着什么作用呢？《素问·五常政大论篇第七十》谓："气始而生化，气散而有形，气布而蕃育，气终而象变，其致一也。"《灵枢·脉度第十七》亦云："流溢之气，内溉脏腑，外濡腠理。"这是说，有气就有生化，气流动能造化出万物，气散布能繁殖生命，气化一旦终止则某一物象便会结束而创造新的物象，一切气化运动都是这样。总之，气的功能有很多，包括推动作用、防御作用、固摄作用、营养作用、感应传导作用等。

血，是运行在脉中的具有营养的红色液态物质，也是构成和维持人体生命活动的基本物质。血运行的管道是脉，称为"血府"。《素问·脉要精微论篇第十七》谓："夫脉者，血之府也。"血主要源于水谷精微变化和肾精变化，前者是经脾胃所化生的水谷精微物质而产生的，即《灵枢·决气第三十》所说，"中焦受气取汁，变化而赤，是谓血""壅遏营气，令无所避，是谓脉"，后者是通过肝和骨髓的作用而产生的，即"肝血"与"肾精"的相互转化。血的功能主要是濡养、养神、运载等，如《灵枢·营卫生会第十八》所云，"血者，神气也"。

津和液，其实是人体内一切正常水液的合称。它分布于全身各处，既是构成人体的基本物质，也是维持人体生命活动的基本物质。《灵枢·决气第三十》谓："腠理发泄，汗出溱溱，是谓津。""谷入气满，淖泽注于骨，骨属屈伸，泄泽补益脑髓，皮肤润泽，是谓液。"在《黄帝内经》中，津与液有时是分开的，各有所指。一般认为，清稀的、流动大的、易消散的，主要散布在体表、肌肉和孔穴部位的，称之为津；相反地，黏稠的、较固定的，主要散布在脏腑、脑、髓等组织中的，称之为液。津液源于饮食水谷，具有输布、排泄等代谢作用，发挥着濡养、化血、调阴阳、泄废物、载气等功能。

以上是《黄帝内经》对构成和维持人体生命活动的基础物质的认识。值得注意的是，这一认识，并不是一种抽象概念的表达，而是对人体各种生命功能及其状态的具体描述。这种描述是符合人体机能的各种活动的，是对各组织器官功能活动联系性的如实反映。例如，上焦发散的五谷精微叫作气，是因为它具有温润皮肤和毛发、充实身体的作用。其中，腠理发泄出来的汗，也就是津；谷物进入胃，就会使气充满全身，湿润的液体渗透到骨髓使得骨骼关节伸展自如，这样的谷物精微，不但可以补益脑髓，而且能滋养皮肤，这就是所谓的液；而中焦的脾胃接收了饮食，消化吸取里面的精微，最后变化为红色的液体，这就是所谓的血；至于脉，则如同防护大堤一样，保障气血有序循行而不紊乱。

《黄帝内经》多处具体地指出了这些基本物质相互间的关系，并提出了"气为血之帅""血为气之母""气随津脱""津血同源"等人体科学的命题。这样的相互关系，都如实地说明了，无论是在母体之中，还是脱离母体而成为独立生命个体，生命的存在都须有精、气、津、液、血的濡养，须在络脉的感化系统中生存。应当指出的是，虽然这些内容不是通过抽象概念来揭示的，但是也不能否定《黄帝内经》在这方面有理性思维的特征。例如，它揭示人体生命起源及其成长，是全过程的、系统的，运用了"气"和"六气"等概念，将构成和维持人体生命活动的基本物质统一起来，如《灵枢·决气第三十》概括说："余闻人有精、气、津、液、血、脉，余意以为一气耳。"随之，该篇就直接运用"六气"概念，提出"六气有，有余不足""六气者，贵贱何如"等。可见，《黄帝内经》有时也将精、气、津、液、血、脉称之为"六气"，并且认为它们统一于"气"，这是有理性思维特点的。

二、五脏六腑及其功能态

在不同版本的《黄帝内经》里，"脏"有"藏""臟"等多种别称，而"腑"常被写成"府"等。本书为了能完整表示具体的器官、功能和收藏等含义，统一书写为"脏""腑"或"脏腑"。在《素问》中，"五脏"出现149次，"六腑"出现41次，"五脏六腑"出现14次；在《灵枢》中，"五脏"出现29次，"六腑"出现24次，"五脏六腑"出现11次。这些词高频率使用，充分表明了五脏六腑在人体各组织活动中的中心地位，而五脏六腑又以五脏为中心。因此，准确地说，《黄帝内经》建立的是以五脏为中心的脏腑生命感化系统观，这是一种"天人合一"的整体观。这是以阴阳五行为理论基础，通过研究木火土金水的性质和类别，确立的生克制化、乘侮关系的感化系统；这一整体观反映了人体生理状态、结构功能等整体活动，强调了人体生命与自然相感相应的和谐关系。在《黄帝内经》里，论述五脏六腑较为详细的篇章有《素问·阴阳应象大论篇第五》《素问·灵兰秘典论篇第八》《素问·六节藏象论篇第九》《素问·五藏生成篇第十》《素问·五藏别论篇第十一》《素问·藏气法时论篇第二十二》《素问·太阴阳明论篇第二十九》《灵枢·邪气脏腑病形第四》《灵枢·脉度第十七》《灵枢·肠胃第三十一》《灵枢·本藏第四十七》《灵枢·邪客第七十一》《灵枢·大惑论第八十》等。

（一）五脏及其功能态

五脏是指心、肝、脾、肺、肾，它们都具有化生和贮藏精气的作用，表现出"藏而不泻"和"满而不实"的功能状态。虽然它们各自的功能有所不同，但是人体的生命活动需要它们共同完成。

关于心，《黄帝内经》认为，心主神明，属火，与夏相应，在体合脉，在窍为舌，在志为喜，在液为汗。这既指明了心的阳气、通明性质，也指出了心与身体相关部位的联系。那么，心都有哪些功能呢？《素问·五藏生成篇第十》云："诸血者，皆属于心。"《素问·痿论篇第四十四》谓："心主身之血脉。"这说明，心的活动是人体血液运行的动力，有了心的作用，血液才能到达身体的各个部位，维持生命的活动。此外，《素问·灵兰秘典论篇第八》还指出："心者，君主之官，神明出焉。"《灵枢·本神第八》又说："所以任物者谓之心。"这说明，心主宰着人体生命的意识和思维活动，具有接受、处理和反应外界事物的功能。总体来说，心的地位和作用，如同《灵枢·师传第二十九》所概括的，"五脏六腑，心为之主"。这同时说明了心对情感表现的主导。对此，《灵枢·口问第二十八》曾有详细讨论。黄帝问，人悲伤时就会又流泪又流涕的，这是什么原因？岐伯回答道：

> 心者，五脏六腑之主也；目者，宗脉之所聚也，上液之道也；口鼻者，气之门户也。故悲哀愁忧则心动，心动则五脏六腑皆摇，摇则宗脉感，宗脉感则液道开，液道开，故泣涕出焉。液者，所以灌精濡空窍者也，故上液之道开则泣，泣不止则液竭；液竭则精不灌，精不灌则目无所见矣，故命曰夺精。

这段话不仅肯定了心是五脏六腑的主导，而且回答了泪涕的精气根源、精气转化通道以及相应的体内机制。

关于肝，《黄帝内经》认为，肝的性质是刚，主动，体阴而用阳，如同《素问·灵兰秘典论篇第八》所说："肝者，将军之官，谋虑出焉。"肝属木，与春相应，在体合筋，在窍为目，在志为怒，在液为泪。肝的功能主要有两种：一是疏泄，二是藏血。对此，《素问·五常政大论篇第七十》说道："土疏泄，苍气达。"其疏泄之能，包括调节气机、促进血行津布和脾胃运化、调节情志和男精女血等。此外，《素问·调经论篇第六十二》也说："血之与气，并走于上，则为大厥，厥则暴死，气复反则生，不反则死。"可见，肝可调节气机，诸功能对于人体生命是很重要的。而其藏血功能，《素问·五藏生成篇第十》则谓："人卧血归于肝，肝受血而能视，足受血而能步，掌受血而能握，指受血而能摄。"对此，唐代王冰注释说："肝藏血，心行之，人动则血运于诸经，人静则血归于肝脏。何者？肝主血海故也。"

关于脾，《黄帝内经》认为，脾居中央，喜燥恶湿，属土，为阴中之至阴，与长夏相应，周遍四时，在体合肌肉，在窍为口，在志为思，在液为涎。从功能上看，脾主运化、主统血、主升，是后天之本、气血之源。例如《素问·至真要大论篇第七十四》提道："诸湿肿满，皆属于脾。"说的就是脾运化水液的功能。

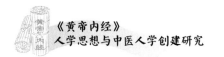
《素问·阴阳应象大论篇第五》也说："清气在下，则生飧泄；浊气在上，则生膜胀。"说的是脾运化精微物质的功能。

关于肺，《黄帝内经》认为，肺属金，是阳中之阴，与秋相应，为五脏六腑位置之最高，称为"华盖"，在体合皮，在窍为鼻，在志为悲，在液为涕。肺的功能是主气，司呼吸，主宣发肃降和调节水路、朝百脉等。《素问·阴阳应象大论篇第五》云："天气通于肺。"说的是肺有主气和控制呼吸的功能。《素问·灵兰秘典论篇第八》谓："肺者，相傅之官，治节出焉。"讲的是肺有宣发肃降和调节功能。

关于肾，被称为"先天之本"和"封藏之本"，在五脏中有着特殊的重要性，这也就是肾的特点。此外，《素问·灵兰秘典论篇第八》也说："作强之官，伎巧出焉。"可见，肾是精力的源泉，能产生智慧和技巧。《黄帝内经》认为，肾属水，是阴之中阴，与冬相应，在体合骨，在窍为耳与二阴，在志为恐，在液为唾。肾的功能主要是藏精、主生殖、主生长发育、主水、主纳气等。《素问·六节藏象论篇第九》说："肾者，主蛰，封藏之本，精之处也。"《素问·上古天真论篇第一》还指出："肾者主水，受五脏六腑之精而藏之。"该篇不仅强调了肾对生殖的重要性，而且还详细描述了肾对生长发育的关键作用，"女子七岁，肾气盛，齿更发长；二七而天癸至，任脉通，太冲脉盛。月事以时下，故有子""丈夫八岁，肾气实，发长齿更；二八，肾气盛，天癸至，精气溢泻，阴阳和，故能有子。"

五脏之间是相互联系而成为一个整体的，这一整体观将在后面的章节给予阐述。五脏的功能及其体征列见图8。

五脏	主	藏	五行	方位	充	华	开窍	表里	色	味	嗅
肝	疏泄	魂	木	东	筋	爪	目	胆	青	酸	臊
心	血气	神	火	南	脉	面	舌	小肠	赤	苦	焦
脾	运化	意	土	中	肌	唇	口	胃	黄	甘	香
肺	宣降	魄	金	西	皮	毛	鼻	大肠	白	辛	腥
肾	精髓	志	水	北	骨	发	耳	膀胱	黑	咸	腐

图8 五脏功能及其体征

（二）六腑及其功能态

在人体内，胆、胃、小肠、大肠、膀胱和三焦有共同的生理功能，即受盛和传化水谷，所以《黄帝内经》用"六腑"来统称它们。六腑实际上是食物完成消化、吸收和排泄等一系列生理过程的场所，表现出"泻而不藏、实而不满"的功能状态。

肝胆之间以络相连而互为表里，《灵枢·本输第二》谓之为"中精之腑"，《素问·灵兰秘典论篇第八》则说："胆者，中正之官，决断出焉。"说明胆有藏泄胆汁、主决断的功能。胃则分为上、中、下三个部分，与脾相连而互为表里。《素问·五藏别论篇第十一》云：

　　　胃者，水谷之海，六腑之大源也。五味入口，藏于胃，以养五脏气。

气口亦太阴也，是以五脏六腑之气味，皆出于胃，变见于气口。

这是说，胃是容纳水谷的地方，是六腑的本源。五味经口进入食道之后，都会到达胃，并通过脾的运化，最终以精气营养躯体。从手太阴肺经这个气口，能感知到五脏六腑之气皆从胃传导而来。这段话，将胃的受纳、腐熟水谷，以及控制和通达的功能都表达出来了。

与胃相通的是小肠，小肠上接幽门，下经阑门与大肠相连，通过经脉络属，与心互为表里，《素问·灵兰秘典论篇第八》谓："小肠者，受盛之官，化物出焉。"说明小肠具有"受盛化物"的功能。此外，小肠的另一个重要功能是分清浊，即张景岳在《类经·藏象类》中所说的，"小肠居胃之下，受盛胃中水谷而分清浊，水液由此而渗入前，糟粕由此而归于后，脾气化而上升，小肠化而下降，故曰化物出焉"。

大肠是较为粗大的管道器官，向下经魄门通向体外，它通过经络与肺连接而互为表里。《素问·灵兰秘典论篇第八》说："大肠者，传道之官，变化出焉。"说明大肠具有运送糟粕的功能。《素问·五藏别论篇第十一》说："魄门亦为五脏使，水谷不得久藏。"这指明了大肠有主津的功能。此外，膀胱与肾相通，以经络相连而互为表里，它主要的功能是贮存津液，排泄尿液。

一直以来，六腑之一三焦在中医学家中存有争议，有人认为它是器官，有人则认为它只是功能而非器官。不过，从《黄帝内经》明确指出的上焦、中焦和下焦三部分来看，我认为"三焦"应当是容纳五脏六腑并使其得到正常运化的人体内环境，这个内环境是包括脏腑在内的一切体内组织存在的空间，并且是运动着的，具有活性、活力的空间。这个观点可以从《难经·六十六难》中得到说明，即"三焦者，原气之别使也，主通行三气，经历于五脏六腑。"三焦的功能主要是运行水液和通行元气，具体又有所不同。《灵枢·决气第三十》说，"上焦开发，宣五谷味，熏肤、充身、泽毛，若雾露之溉，是谓气"。《灵枢·营卫生会第十八》也说："上焦如雾。"这是说，上焦具有宣发散布的作用，它能使各种精微物质得以分布到全身各处。关于中焦，《灵枢·营卫生会第十八》说到，"中焦如沤。"这指明了，中焦具有腐熟食物以及化生气血的作用。关于下焦，该篇则说"下焦如渎"。可见，下焦主要有输送糟粕，以及排泄二便的作用。

（三）奇恒之腑及其功能态

除了五脏六腑，还有一个重要的体内器官群，就是奇恒之腑。它包括脑、髓、骨、脉、胆和女子胞共六种脏器，其中除胆之外，其他都与五脏六腑不同，所以称为"奇恒之腑"。奇，就是不同；恒，就是恒常。《素问·五藏别论篇第十一》说："脑、髓、骨、脉、胆、女子胞，此六者，地气之所生也，皆藏于阴而象于地，故藏而不泻，名曰奇恒之腑。"这是认为，人体这六种器官，是感应地气而生的，是贮藏精血而营养生命之躯的，就像大地承载万物一样，其功能状态是"藏而不泻"。关于奇恒之腑，最值得关注的是脑的功能，以及与其他相关部位的关系，《灵枢·经脉第十》曾指出，"人始生，先成精，精成而脑髓生。"可见，脑与精髓关系密切。

首先，脑是贮藏精髓的。《灵枢·海论第三十三》云："脑为髓之海。"《素问·奇病论篇第四十七》谓："髓者以脑为主。"《素问·五藏生成篇第十》亦谓："诸髓者，皆属于脑。"其次，脑主精神和意识。如《灵枢·海论第三十三》云："髓海有余，则轻劲多力，自过其度；髓海不足，则脑转耳鸣，胫酸眩冒，目无所见，懈怠安卧。"这是说，如果脑中的精髓丰裕，则人体就会有劲，能熬艰劳；相反，如果脑中精髓不足，则会有头晕、耳鸣，视力模糊，疲倦而有昏昏欲睡之感。这样看来，《黄帝内经》已认识到，人脑与人的视听有密切关系。在今天，学者们把脑与人体精神状态的关系称为"脑主神明论"，不过，它在《黄帝内经》及其后世中医学中并不是主导性的思想。

三、独特的五脏神明论

以上所述的脑和人的精神意识关系所涉及现代的精神、意识和思维等概念，在《黄帝内经》里相当于"神明"或"神志"。不过，神明或神志都不是人脑所产生和主导的，而是由人的五脏所产生和主导的，现代学者将这种思想称为"心主神明论"。心主神明论的主要根据就是《素问·阴阳应象大论篇第五》所说的："天有四时五行，以生长收藏，以生寒暑燥湿风。人有五脏化五气，以生喜怒悲忧恐。"这是说，人的情志活动是人体生命现象的必然，其发生和变化规律与自然界的四季规律是同步的。从春季到夏季，自然界的阳气由渐长到旺盛，而人体阳气也随之变化，人就表现出了思维敏捷、容易兴奋等生理特点；从秋季到冬季，自然界的阴气由弱到强，而人体阳气也就越来越弱，人就表现出了思维迟缓、性情平稳等生理特征。应当说，"心主神明论"在《黄帝内经》中是得到充分支持的，以下从"理""法""方药"的角度给予说明。

（一）从"理"上说"心主神明论"

所谓"理"，是指《黄帝内经》确实有一个思想命题，叫"心主神明"。在这个命题里，"心"是主语，"主"是谓词，"神明"是宾语。那么，心是什么？神明是什么？《素问·阴阳应象大论篇第五》云：

> 阴阳者，天地之道也，万物之纲纪，变化之父母，生杀之本始，神明之府也。

《素问·天元纪大论篇第六十六》亦云：

> 夫五运阴阳者，天地之道也，万物之纲纪，变化之父母，生杀之本始，神明之府也，可不通乎！故物生谓之化，物极谓之变，阴阳不测谓之神，神用无方谓之圣。

这两段话，虽然提法略有不同，但都是同样的意思，都是理解"心"和"神明"的根据。按照郭霭春先生的解释，这段话是说：五运阴阳是天地间的规律，是一切事物的纲领，是千变万化的起源，是生长、毁灭的根本，是精神活动的大本营，难道可以不通晓它吗？凡是万物的生长都称为"化"，长生发展到极端就叫作"变"，阴阳的变化不可揣测叫作"神"，这个神的作用变化无穷叫作"圣"。[①]

根据这一解释，我认为，心主神明的"心"指的是五脏，而"神"就是阴阳，"明"就是阴阳活动的结果，"神明"就是阴阳规律及其功能状态。同时，这里还蕴含

---

① 郭霭春：《黄帝内经素问校注语译》，贵州教育出版社，2010，第370页。

了一个命题：阴阳者神明之府也。具体到人体生命，这个命题就是：五运阴阳者神明之府也。这是非常明确的，后者更是实有所指，"五运"在人体生命中就是指五脏，换句话说，五脏及其阴阳活动规律就是神，是生命；而"府"就是环境，是系统。也就是说，这个"神"是人体生命之所以为人体生命的根据，是某类生命形式区别于其他类别生命形式的标准。所以，《黄帝内经》所蕴含的"心主神明"思想，在它自身的逻辑上是自圆其说的。同时，这一思想除有来自中医学本身的支持外，还有来自中国哲学的支持。因为，当时中国哲学的一个基本命题就是"天人合一"，而阴阳这一规律既是天地自然的规律，也是人体及其一切活动的规律，这是"天人合一"中"合一"的内涵。"天人合一"并不是说"你就是我，我就是你"，也不是说"你中有我，我中有你"，如果是这样，则"天人合一"就没有实在的哲学意义了；只有将"合一"理解为天与人两者之间有共同的物质基础，遵循共同的客观规律，才有实在意义。

（二）从"法"上说"心主神明论"

所谓"法"，是指"心主神明"这一理论通向"方"和"药"实践的中介。从《黄帝内经》看，这个中介就是"五脏藏神说"所揭示的：精生神，神是精的功能态。《素问·宣明五气篇第二十三》谓："心藏神，肺藏魄，肝藏魂，脾藏意，肾藏志，是谓五脏所藏。"《灵枢·九针论第七十八》亦云："心藏神，肺藏魄，肝藏魂，脾藏意，肾藏精志也。"后世中医思想家，一般把此"神、魄、魂、意、志"称为五神，其一般和普遍的含义，在前面所引的《灵枢·本神第八》已经给予揭示。但是，"五神"里的"心藏神"，其"神"的具体所指与《灵枢·本神第八》的定义有所不同。

"五脏藏神"的根据在于"五精所并"，有精然后才有神。《素问·宣明五气篇第二十三》云，"五精所并：精气并于心则喜，并于肺则悲，并于肝则忧，并于脾则畏，并于肾则恐"。后世中医思想家，一般把此"喜、悲、忧、畏（思）、恐"称为"志"，即五志。这样看，"心主神明"的"心"所指的"五脏"，其相应的"神"当是指"五志"，即神、魄、魂、意、志相应的喜、悲、忧、怒、恐。

（三）从"方药"上说"心主神明论"

"方药"包括"方"和"药"，是说遵循"心主神明"理论所开出的方药是什么，此方药有何独特之处。这里，所谓"方药"，是说所开出的方药是否证明了"心主神明"命题的成立，更准确地说，是指"心主神明"这个思想在治病救人的实践中有没有得到应验。从历代医家遣方用药的临床看，在治疗神志类疾病时，确实都是从"五脏藏精"及"五脏藏神"的思路进行的。从医方看，例如，王清任以"癫狂梦醒汤"治心血瘀阻所产生的喜笑骂詈，又如《宣明论方》用"当归龙荟丸"清肝泻火来治狂乱谵语，其有效性已经为医书医案所记载。再从具体药物看，例如，人参、麦冬和五味子这三药之性，对于五脏之神志病是有针对性的，其中，人参性味甘温，有补脾益肺、生津安神的功效；麦冬性味甘寒，有润肺养阴生津、清心除烦的功效；五味子性味酸温，有敛肺滋肾生津、宁心安神的功效。这三味药的组方，适合治疗五脏神志方面的综合征，例如"生脉散"组方，能补肺养心、安神定志。

理法方药综合施治法则是后世医家根据《伤寒论》概括的，其中的"方药"，实质上更接近于临床。这个法则讲的就是理论与实践的结合问题，就是实践检验理论、理论运用于实践的问题。事实上，《黄帝内经》中就有一些临床实践的例子，正是"五脏藏精""五脏藏神""心主神明"的具体运用。例如，《灵枢·本神第八》就有周密的叙述：

> 是故用针者，察观病人之态，以知精神魂魄之存亡，得失之意，五者以伤，针不可以治之也。肝藏血，血舍魂，肝气虚则恐，实则怒。脾藏营，营舍意，脾气虚则四肢不用，五脏不安，实则腹胀，经溲不利。心藏脉，脉舍神，心气虚则悲，实则笑不休。肺藏气，气舍魄，肺气虚则鼻塞不利，少气，实则喘喝，胸盈，仰息。肾藏精，精舍志，肾气虚则厥，实则胀。五脏不安。必审五脏之病形，以知其气之虚实，谨而调之也。

这段话是说，医师针刺治病，先要看患者的形体表现，了解他的精、神、魂、魄等情况，假设五脏精气已经丧失，那针刺疗法也没什么用了。这是因为，血是藏在肝里的，魂又是以血为载体的，如果肝气虚了，人就会有恐惧感，而如果肝气太盛了，人就会产生愤怒的情绪；脾是营气的住所，而意念又是附着在营气里的，如果脾气虚了，人的四肢就会不灵便，而如果脾气太实则人的腹部就会胀满，对于女性来说还会有月经不调或大小便不畅的症状；至于心，所藏的就是血脉，神又在血脉之中，如果心气不足，人就会有悲伤之感，而如果心气太盛，则会狂笑不停；还有肺，所藏的是气，而魄就是依附于气的，如果肺气不足，人就会有鼻塞、胸闷等感觉，而如果肺气太过，人就会大喘甚至仰面而喘；最后是肾，所藏的是精，人的意志就是依附于精气的，如果肾虚了，人的手足会冰冷，而如果肾有实邪，则人会出现腹胀，而且五脏不安。总之，运用针刺治病救人，一定要先检查人的形体表现并诊断人的五脏的具体症状，从而准确掌握精气的虚实，最后才是施治。

这段话描述的是临床针刺，虽没有用严格的概念来叙述，但其所述事实确实体现了"五脏藏精"和"五脏藏神"的思路，是一种"理法方药"的逻辑思维。显然，这是从患者体表的临床特征来判断体内五脏状况和五脏精气的虚实盛衰，以及这些特征所决定的人的精神活动状况。而这个判断建立在"五脏藏精""五脏藏神"的基础上，遵循"精生神，神是精的功能活动状态"的思路。这就是说，治病救人必须以临床观察及施治效果来检验法则，证明理论。《黄帝内经》一定是遵循这一思路进行临床治疗的，否则是不可能治病救人的，也不可能有效维护人的生命健康。这一点，已为中国医学史所证明。

此外，在现代中医学中，与"心主神明论"直接相关的，还有"情志理论"。据乔明琦先生考证，这一学说始于明代，"情志见于中医文献约在明代张景岳《类经》首列情志九气，并首提'情志病'病名，《景岳全书》另有'情志之郁证治'；《清代名医医案精华》何书田医案列'情志'病案"。[①] 由于这是后世的医学思想，本书暂且不表。

四、脏腑系统的生命科学思想

从当代生命科学的角度来看，《黄帝内经》对脏腑的认识是独特的，其方法论是宝贵的思想资源，包括三个方面：一是脏腑的本质为气，既处于人体环境之中，亦处于大自然环境之中，这奠定了生命科学的理论基础，即人体生命为自然的产物，是存在于自然界之中的有机生命体；二是脏腑各器官及其功能之间具有阴阳、内外、表里等诸多关系，遵循生克制化、乘侮相因的规律，这是一种整体的恒动的生命科学思想；三是脏腑的活力既取决于各器官之间的协调能力，亦取决于三焦系统这一体内环境的出入升降，人体生命是复杂的巨系统。这三个方面的内容，在《黄帝内经》中，广泛而显著，代表性篇章有《素问·金匮真言论篇第四》《素

---

① 乔明琦、韩秀琴：《情志概念与可能的定义》，《山东中医药大学学报》，1997 年第 4 期，第 258 页。

问·阴阳应象大论篇第五》《素问·六节藏象论篇第九》《素问·五藏别论篇第十一》《素问·三部九候论篇第二十》《素问·藏气法时论篇第二十二》《素问·五运行大论篇第六十七》《灵枢·本神第八》《灵枢·营卫生会第十八》《灵枢·决气第三十》《灵枢·本藏第四十七》等。

（一）脏腑本质上是气化之物，与自然界相感相应

大自然有寒暑燥湿风火的现象，正是其亿万年的活动，产生了人体生命。因此，人体生命必然与大自然有相同的规律，人体内的五脏，其功能及活动也一定受到大自然的影响。在《素问·五运行大论篇第六十七》中，黄帝就曾这样问：寒暑燥湿风火，在人合之奈何？其于万物何以生化？岐伯回答道：

> 其在天为玄，在人为道，在地为化；化生五味；道生智，玄生神，
> 化生气。神在天为风，在地为木，在体为筋，在气为柔，在脏为肝。

这是说，寒、暑、燥、湿、风、火表现于自然是一种玄冥，表现在人体则是人适应变化法则，表现于大地则是万物生养的变化。"变化"使人产生五味，"法则"成为人的智慧，"玄冥"是人们对阴阳变化规律的抽象认识。就东方来说，在天为风，在五行中属木，在人体中对应筋，在万物的生化中对应柔软，在人体五脏里对应肝。《素问·阴阳应象大论篇第五》提出，自然五方位、自然五现象，与人体的五脏之体、五脏之功能状态一一"应象"，构成了人与自然界相感相应的动力系统。这深刻反映了中国古代"天人合一"的哲学观。例如，论及南方及其心的热态，该篇谓：

> 南方生热，热生火，火生苦，苦生心，心生血，血生脾，心主舌。
> 其在天为热，在地为火，在体为脉，在藏为心，在色为赤，在音为徵，
> 在声为笑，在变动为忧，在窍为舌，在味为苦，在志为喜。

这是说，热是一种能，产生于南方，其态为火，火能产生苦味，苦味可用来养心，心又可以造血，血可以养脾。这里，"南方"是一种空间方位，说明热能热态及人体相应的能态皆在时空之中。具体可以这样描述：作为天地宇宙空间性的南方，表现于天空就是六气中的热，表现于大地就是五行中的火，表现于人体生命就是血脉。热有促使万物生长的功能，在人体形态中通过心及其功能反映出来；从人的容貌声音看，容色的赤、声音的徵、容貌的笑，以及人体气逆的变化、七窍的舌象、五味的苦、情志变化的喜，均根源于此。

再如，论及中央及其脾的湿态，《素问·阴阳应象大论篇第五》谓：

> 中央生湿，湿生土，土生甘，甘生脾，脾生肉，肉生肺，脾主口。
> 其在天为湿，在地为土，在体为肉，在藏为脾，在色为黄，在音为宫，
> 在声为歌，在变动为哕，在窍为口，在味为甘，在志为思。

这是说，中央这一空间方位，属于长夏，蒸腾发散是它的能，其态是湿；湿促使土气滋生，有了土气便有了甘的味道，甘味又可以润养脾，脾气可以滋养肌肉，强健厚实的肌肉可以增强肺的功能。从人的容貌声音看，容色的黄、五音的宫、五声的歌，以及人体干哕的现象、七窍口的气息、五味里甘的滋味，均根源于此；包括人情志活动的思，也可以从这里探求根源。

以上所举的只是南方和中央，事实上，在《素问·阴阳应象大论篇第五》里，对西方、北方、东方，都逐一给予了阐述，每一方在人体生命里的功能表现，都是通过器官功能、音容笑貌、悲喜情感等生命现象给予了完整的表述，难怪当代国医大师邓铁涛老先生说："中医是以人为本的医学。"[①]

（二）脏腑是整体的恒动的生命系统

事实上，在《黄帝内经》中，五脏系统、六腑系统和奇恒系统，是一个庞大的系统，《素问·五藏别论篇第十一》谓：

> 脑、髓、骨、脉、胆、女子胞，此六者，地气之所生也，皆藏于阴
> 而象于地，故藏而不泻，名曰奇恒之腑。夫胃、大肠、小肠、三焦、膀胱，
> 此五者，天气之所生也，其气象天，故泻而不藏，此受五脏浊气，名曰
> 传化之腑。此不能久留，输泻者也。魄门亦为五藏使，水谷不得久藏。
> 所谓五脏者，藏精气而不泻也，故满而不能实。六腑者，传化物而不藏，
> 故实而不能满也。所以然者，水谷入口，则胃实而肠虚；食下，则肠实
> 而胃虚，故曰实而不满，满而不实也。

这是说，奇恒之腑是感受地气而生的，它的作用是藏精血，特点是藏而不泻。而除胆之外的五腑呢，是感受天气而生的，它的运化如同天的周转一样，起传化食物的作用，特点是泻而不藏；六腑是容纳五脏浊物的，只有及时分化浊物并排出体外，人体才能健康。五脏和六腑各司其职，各有特点。五脏是藏精气而不泻

---

① 邓中光主编《邓铁涛新医话》，中国医药科技出版社，2014，第31页。

的，充满的是精气而不是如同肠胃那样被实物充满，所以叫"满而不能实"；六腑是消化、吸收、排泄的，先是充满了食物又要及时排空，所以叫"实而不能满"。这里关于奇恒之腑"藏而不泻"、五脏"藏而不泻、满而不实"、六腑"实而不满、满而不实"的揭示，至今仍然被医家奉为圭臬。要之，这段话不仅反映了脏腑的"气本性"，而且揭示了脏腑的整体性、系统性和活动性。

在气化源动力下，以脏腑为中心的所有人体组织系统保持活力，生命得以生生不息，这就是《黄帝内经》"化生"的内涵。人体生命的化生，其根据和规律就在于天地之阴阳与人体之阴阳的相应，在于五脏之气与天地阴阳之气相通。对此，《灵枢·本藏第四十七》做了高度概括，谓："五脏者，所以参天地，副阴阳，而连四时，化五节者也。"以下，举《素问·金匮真言论篇第四》给予阐明，该篇说道：

> 夫言人之阴阳，则外为阳，内为阴；言人身之阴阳，则背为阳，腹为阴；言人身之脏腑中阴阳，则脏者为阴，腑者为阳；肝、心、脾、肺、肾五脏皆为阴，胆、胃、大肠、小肠、膀胱、三焦六腑皆为阳。

就人的整体而言，属外的身体部分属于阳，属内的身体部分属于阴。而从人体的不同部位来说，背部是阳，腹部就是阴。再具体到人体的脏腑来说，肝、心、脾、肺、肾五脏属于阴，相应地，胆、胃、大肠、小肠、三焦和膀胱六腑属于阳。该篇继续阐述道：

> 背为阳，阳中之阳，心也；背为阳，阳中之阴，肺也；腹为阴，阴中之阴，肾也；腹为阴，阴中之阳，肝也；腹为阴，阴中之至阴，脾也。此皆阴阳、表里、内外、雌雄相输应也。故以应天之阴阳也。

这是说，以背部为阳，那么心就是阳中之阳，肺就是阳中之阴；以腹部为阴，那么肾就是阴中之阴，肝就是阴中之阳，脾就是阴中之至阴。这些，就是人体的阴阳、表里和雌雄的对应关系，它们与大自然的四季、昼夜的阴阳变化是相应的。

以上对人体五脏六腑与天地阴阳变化相感相应的认识，首先是源于对自然的观察和长期的临床经验，其次是根据中国古老的阴阳五行哲学思想推演的。《黄帝内经》的这一认识，不但揭示了五脏之间正常情况下的相生、相克和制化关系，还揭示了五脏之间异常情况下的相乘相侮关系。

五脏之间异常情况下的相乘相侮关系是《黄帝内经》独有的，可用于揭示病理的传变关系。相乘是指相克太过了，比如正常情况下是肝克脾，但如果出现相乘，则就会产生"肝气乘脾"和"脾虚肝乘"的现象。相侮是指反向克制，比如正常情况下是肺克肝，但如果出现相侮，则就会产生"肝火犯肺"和"肺虚肝侮"的现象。

在《黄帝内经》里，一般情况下，五脏的相生关系是：肝（木）生心（火），心（火）生脾（土），脾（土）生肺（金），肺（金）生肾（水），肾（水）生肝（木）。相克关系是：肝（木）克脾（土），脾（土）克肾（水），肾（水）克心（火），心（火）克肺（金），肺（金）克肝（木）。而所谓的制化关系是说，五脏都具有我生和生我，以及我克和克我的关系，例如肝（木）如果虚了，则肾（水）会就补充它；肝（木）如果过了，则肺（金）就会来克它。

上述相关内容，已经在前面第一章的"五运六气的天地运动"进行了相关叙述。事实上，《黄帝内经》认为，人的情志也有五行生克关系。所谓情志，是指人的喜、怒、忧、思、恐、惊等生理活动，《素问·气交变大论篇第六十九》云："有喜有怒，有忧有丧，有泽有燥，此象之常也。"在《黄帝内经》看来，这些生理活动，本质上是人体内的气化现象，如《素问·天元纪大论篇第六十六》所说："人有五脏，化五气，以生喜、怒、思、忧、恐。"它们与五行的关系是：喜属心火，怒属肝木，思属脾土，悲（忧）属肺金，恐属肾水。对此，《素问·阴阳应象大论篇第五》做了详细阐述，得出了"恐胜喜""喜胜悲""悲胜怒""怒胜思""思胜恐"的结论。这显然也是五行的相克关系。

（三）血气精神诸要素共同维系人体生命活动

在《黄帝内经》看来，人因天地之气化而生，也因气化而有了一切生命活动。就人体的五脏六腑来说，只有构成它们的各种物质要素相互作用、密切配合，尤其是血、气、精、神的功能和作用正常发挥，才能保证和维持人体的生机与活力。《灵枢·本藏第四十七》谓：

> 人之血气精神者，所以奉生而周于性命者也；经脉者，所以行血气而营阴阳、濡筋骨，利关节者也；卫气者，所以温分肉，充皮肤，肥腠理，司开阖者也；志意者，所以御精神，收魂魄，适寒温，和喜怒者也。

这段话里，五脏六腑是有形的脏器，可谓"命"；而五脏所藏之精神血气魂魄，以及志意、情志等，可谓是"性"。而无论是性还是命，其源在于气，其产生机制在于血气所推动的营气与卫气的作用。即是说，人体生命及其健康活动的基础，均源于人体内血、气、精、神这些物质性的东西。其中，血气靠经脉而循行，并进行阴与阳的交换，从而滋润筋骨、润滑关节；肌肉的温润、皮肤的厚实、腠理的开阖则靠卫气的循行；控制精神，聚合魂魄，适应体外温度变化，调和人的情绪，就要靠志意了。由此可见，血气、营气、卫气、志意要素及其相互间的协调与平衡，对于人体生命非常重要，尤其是它们正常的功能状态，更是决定着人体生命的活力。《灵枢·本藏第四十七》继续说道：

> 是故血和则经脉流行，营复阴阳，筋骨劲强，关节清利矣；卫气和
> 则分肉解利，皮肤调柔，腠理致密矣；志意和则精神专直，魂魄不散，
> 悔怒不起，五脏不受邪矣；寒温和则六腑化谷，风痹不作，经脉通利，
> 肢节得安矣，此人之常平也。

这是说，只有血气调和经脉才会顺利循行；在循行流注的过程中，脉内营气荣养所到的地方，使人体筋骨有力，关节润滑；脉外卫气促使肌肉滑畅，皮肤柔软，腠理致密；只有志意和顺，精神才能集中，魂魄才会守身而不散，愤怒等情绪也不会乱生，从而五脏相互间协调一致，避免邪气的侵袭，六腑运化谷物的功能才能正常发挥。要之，只有保持身体各要素之间、各系统之间的协调与平衡，人体生命才会保持活力。

（四）三焦环境是脏腑的大系统

脏腑的活动，是在人体之中进行的，那具体的环境如何呢？现在一般认为，三焦是一个综合性的脏器，但在中医学史上，乃至在实际的临床中，关于三焦的认识一直是有争议的。比如，直到温病学说出现时，三焦作为体内活动的环境这一认识才得到大力发扬。该学说认为，上焦以心和肺为中心，中焦以脾和胃为中心，下焦以肝和肾为中心。换句话说，心和肺的生理活动空间是上焦，脾和胃的生理活动空间是中焦，肝和肾的生理活动空间是下焦；三者之间不是绝对封闭和孤立的，三者综合起来就是五脏六腑生理活动的空间，也就是人体内的生理活动的大环境；这个大环境具有"有名无实"的特征，表现出"雾沤渎"的活态。一些温病学家认为这在临床上是得到了证实的。这些看法，可以从以下两个方面分析。

第一，三焦既是六腑之一的生理功能系统，也是十二经脉之一的信息传导网

络。"三焦"这个名词，在《灵枢》里出现了25次，在《素问》里出现了9次，它们指称的是什么呢？仔细阅读可以发现，"三焦"常常与六腑、五脏并列使用，可见，它指称的也是一种生理组织系统，但这种系统具有"流动性""宣明性""泻而不藏"，犹如天空旷然，如《素问·金匮真言论篇第四》云："肝心脾肺肾五脏皆为阴，胆胃大肠小肠膀胱三焦六腑皆为阳。"又如《灵枢·本输第二》谓："三焦者，中渎之腑也，水道出焉，属膀胱，是孤之腑也，是六腑之所与合者。"此外，三焦还用来指称十二经脉之一，如《灵枢·本输第二》谓："三焦者，上合手少阳，出于关冲，关冲者，手小指次指之端也，为井金……手少阳经也。"这一指称主要在《灵枢》里出现。值得注意的是，《灵枢》里使用了"三焦病"的名称，并且对该病作了界定，这是对三焦功能性系统的一种具体揭示，《灵枢·邪气藏府病形第四》谓：

> 三焦病者，腹气满，小腹尤坚，不得小便，窘急，溢则水留，即为胀。
> 候在足太阳之外大络，大络在太阳少阳之间，亦见于脉，取委阳。

这是说，得了三焦病，会表现出腹胀和气满，尤其小腹更为紧硬，不能小便，总是感到难受和窘迫。此时，如果水溢于皮肤，就会形成水肿；而如果水留在腹腔，就成了胀痛。三焦病还会体现在足太阳外侧的大络上，即太阳经与少阳经之间，颜色为红色，这种情况可以取委阳穴进行治疗。这段话虽然是临床经验总结，但却说明了三焦既属于六腑范畴，也属于经络范畴，而且是指整个腹部内腔而非仅指其中的上部、中部或下部。这个观点，通过《灵枢·本藏第四十七》的叙述可以看出，该篇云：

> 肾应骨，密理厚皮者，三焦膀胱厚，粗理薄皮者，三焦膀胱薄。疏
> 腠理者，三焦膀胱缓，皮急而无毫毛者，三焦膀胱急。毫毛美而粗者，
> 三焦膀胱直，稀毫毛者，三焦膀胱结也。

这是说，肾与骨是相应的，并与膀胱和三焦相合。如果骨的纹理紧凑且皮厚实，那么三焦和膀胱也是如此；如果骨的纹理粗疏且皮薄，那么膀胱和三焦亦然。腠理如果松弛，三焦和膀胱也会弛缓；腠理如果紧密，三焦和膀胱也会紧缩；如果毫毛滋润较粗，则三焦和膀胱也会润滑通畅；如果毫毛稀疏，则三焦和膀胱也会干燥滞涩。这一临床经验总结，说明三焦并不是孤立的腑器，它与其他器官有密切关系。不过，应当指出的是，三焦是功能性系统的观点直到后世的温病学说

才有所发扬，到了现代才得到系统揭示。

第二，上、中、下三焦各有雾、沤、渎的功能态。这是由三焦的原气决定的，《难经·六十六难》云："三焦者，原气之别使也，主通行三气，经历五脏六腑。"而三种气的功能态在《灵枢·营卫生会第十八》有详细的讨论，该篇借黄帝的话说道："余闻上焦如雾，中焦如沤，下焦如渎，此之谓也。"这里，沤疑为"枢"之误。对此，郭霭春先生解释道，上焦的功能如同雾一样，中焦的功能如同枢轴一般，而下焦功能犹如水沟一样。[①]

在我看来，所谓"上焦如雾"，实际上是心血的能量性与肺的气化性，两者相互作用而产生的一种状态，从《素问·经脉别论篇第二十一》的描述可证：

> 饮入于胃，游溢精气，上输于脾；脾气散精，上归于肺，通调水道，下输膀胱。水精四布，五经并行，合于四时五脏阴阳，揆度以为常也。

这是说，喝的水到了胃里，就会释放出精气，并往上运行到脾再次散发出精华，从而继续往上散布于肺；同时，肺气通过相关水道，往下送到膀胱。如是，气化之水，散布在全身各处，输布于五脏及其经脉，这与五脏顺应四季变化是一致的，是五脏阴阳变化规律的反映。对此，《灵枢·决气第三十》亦云："上焦开发，宣五谷味，熏肤、充身、泽毛，若雾露之溉，是谓气。"讲的还是上焦的气及其气化的一种"雾"态。

所谓"中焦为沤"，《灵枢·营卫生会第十八》云：

> 中焦亦并胃中，出上焦之后，此所受气者，泌糟粕，蒸津液，化其精微，上注于肺脉，乃化而为血，以奉为身。莫贵于此，故独得行于经隧，命曰营气。

这是说，中焦的活动与胃的活动是相应的。人体所接受的天地精华，从上焦下来，到达中焦，水谷之味随之消化，在抛弃糟粕和收受精液后，往上散布到肺，然后化生为血液滋养人体。由此，也可以说明血液对人体生命的重要性。对此，《难经·三十一难》亦云："中焦者，在胃中院，不上不下，主腐熟水谷。"可见，中焦是主腐熟水谷的。

所谓"下焦为渎"，《灵枢·营卫生会第十八》云：

> 下焦者，别回肠，注于膀胱，而渗入焉。故水谷者，常并居于胃中，

[①] 郭霭春：《黄帝内经灵枢校注语译》上册，贵州教育出版社，2010，第182页。

成糟粕而俱下于大肠,而成下焦,渗而俱下,济泌别汁,循下焦而渗入膀胱焉。

这是说,下焦的功能就是将糟粕输送到大肠,并将水液往下注入膀胱,不过它是逐渐渗泄的。正常情况下,饮食而入的水谷,先停留于胃,经过胃的消化后,糟粕进入大肠;同时,液体向下渗泄时,留下的是清纯水液,送入膀胱的是浑浊的水液。可见,下焦的功能就是送浊留清,表现为一种"渎"的功能态。《难经·三十一难》谓:"下焦者,当膀胱上口,主分别清浊,主出而不内,以传导也。"

总之,《黄帝内经》认为,"上焦如雾,中焦为如沤,下焦如渎"是一种气化活动,发生气化的体内环境就是三焦。在三焦所发生的气化运动,其形式为升、降、出、入,这四种运动形式一旦停止,则生命终止。换句话说,三焦是气化的空间场所,是一种复杂的人体生命系统,其升降出入的运动形式决定着生命存活,这其中涉及人体生命活动的规律,将在下一章进行讨论。

第三节　经络感传的生命信息系统

中医临床认为,人体经络由经脉、络脉和连属组织三大部分构成,每部分都是一个严密的系统,尤其以经脉里的十二经脉最为典型。从中医思想史上看,《黄帝内经》的经络思想包括了历史上"向心说"内容,但总体上表现为"循环说"特征。中医经络学说在当代中医学研究里是热点也是难点,人们对它的"实有性"和"虚有性"讨论最为热烈。但无论如何,多数学者认为经络与血管、神经和淋巴是有关的,这其实肯定了经络的物质基础。本书采取了经络是感传信息系统的观点,认为经络是生命信息系统,人们对经络的长期认识,形成了关于脏腑信息系统的思想体系,这是一种与西方医学体系或当代大脑信息系统不同的生命组织思想。据此,进行《黄帝内经》经络思想的研究。

《黄帝内经》的经络思想贯穿于全书,尤其是《灵枢》,本节研究所涉及的篇章主要有:《灵枢·九针十二原第一》《灵枢·本输第二》《灵枢·根结第五》《灵枢·终始第九》《灵枢·经脉第十》《灵枢·经别第十一》《灵枢·经水第十二》《灵枢·海论第三十三》《灵枢·血络论第三十九》《灵枢·卫气第五十二》《素问·经脉别论篇第二十一》《素问·厥论篇第四十五》《素问·皮部论篇第五十六》《素问·经络论篇第五十七》《素问·骨空论篇第六十》《素问·调经论篇第六十二》等。

一、经脉及其循行

在《黄帝内经》里，经脉包括两大部分，一个是十二正经，另一个是奇经八脉。奇经八脉是指十二经脉之外的八条经脉，包括督脉、任脉、冲脉、带脉、阴跷脉、阳跷脉、阴维脉和阳维脉。早期，中医学家对奇经八脉的关注较少，直到明代，李时珍著《奇经八脉考》，才发展成完整体系，所以这里主要分析十二正经。

十二正经包括了十二经脉和十二经别。十二经别是指从十二经脉别出的经脉，这些经别使十二经脉之间具有了互为表里、相互关联的生命信息网络结构。《灵枢·经别第十一》有这样的记载："手少阳之正，指天，别于巅，入缺盆，下走三焦，散于胸中也。"这是说，手少阳三焦经别出的正经，其循行从上到下，从头顶而往下流注于缺盆，再往下到达三焦，最终散布于胸，其循行遵循"离、合、出、入"的顺序。"离"就是从四肢的肘或膝别离外出；"合"就是阴经的经别会合于其相应的表或里的阳经经别，然后共同循行到六条阳经里面；"出"就是由体表浅出而往头的面部循行；"入"就是注入脏腑之腔体内，向心循行。

最重要的是十二经脉，它包括手三阴经、手三阳经、足三阴经和足三阳经。这十二经脉直接属于脏或腑，是人体气血循行的主要通道，是沟通人体表里内外的主要信息网络，《灵枢·海论第三十三》云："夫十二经脉者，内属于腑脏，外络于肢节。"《灵枢·本藏第四十七》亦云："经脉者，所以行血气而营阴阳，濡筋骨，利关节者也。"可见，十二经脉是经络系统的核心。以下重点叙述它的分布和循行。

（一）十二经脉的分布情况

首先，十二经脉内属五脏六腑。《灵枢·经水第十二》谓："经脉十二者，外合于十二经水，而内属于五脏六腑。"每一条经脉分别属于某一脏或某一腑，属于脏的经脉称为阴经，属于腑的经脉称为阳经。根据脏腑内血气的阴阳变化情况，内侧面的阴经又分别为太阴、少阴和厥阴，外侧面的阳经又分别为太阳、少阳和阳明。其次，十二经脉对称地分布在人体的左右两侧，分布在四肢内侧的称为阴经，分布在四肢外侧的称为阳经。再者，手三阳经和手三阴经，都是开始或者终止于手部，并且主要循行在上肢；而足三阳经和足三阴经，都是开始或者终止于足部，并且主要循行在下肢。最后，需要注意的是，每条经脉都有井、荥、腧、经、合五种穴位。在《素问·气穴论篇第五十八》和《素问·气府论篇第五十九》中，就曾提到了人体的三百六十五穴，准确地说，《素问·气穴论篇第五十八》记载的腧穴位是三百四十二个，而《素问·气府论篇第五十九》记载的腧穴是三百八十六个。每个穴位都有相应的特征，就腧穴而言，《素问·五藏生成篇第十》谓：

> 人有大谷十二分，小溪三百五十四名，少十二俞，此皆卫气之所留止，
> 邪气之所客也。

这是说，人体有大谷十二处，有小溪谷三百五十四处。这些穴位既是卫气停留的地方，也是邪气容易侵入的地方。总之，腧穴是经气游行出入的地方。

（二）十二经脉的表里关系

因为脏与腑之间有表里关系，所以十二经脉之间也形成了表里关系。《素问·血气形志篇第二十四》云：

> 足太阳与少阴为表里，少阳与厥阴为表里，阳明与太阴为表里，是
> 为足阴阳也。手太阳与少阴为表里，少阳与心主为表里，阳明与太阴为
> 表里，是为手之阴阳也。

从这段话看，足三阴经与足三阳经的表里关系是：足太阳膀胱经与足少阴肾经、足少阳胆经与足厥阴肝经、足阳明胃经与足太阴脾经互为表里。而手三阴经与手三阳经的表里关系是：手太阳小肠经与手少阴心经，手少阳三焦经与手厥阴心包经、手阳明大肠经与手太阴肺经互为表里。此外，《灵枢·九针论第七十八》也说："足阳明太阴为表里，少阳厥阴为表里，太阳少阴为表里，是谓足之阴阳也。手阳明太阴为表里，少阳心主为表里，太阳少阴为表里，是谓手之阴阳也。"

（三）十二经脉的流注顺序和交接规律

《灵枢·逆顺肥瘦第三十八》云：

> 手之三阴，从脏走手；手之三阳，从手走头；足之三阳，从头走足；
> 足之三阴，从足走腹。

这段话表明，手三阴经是从胸部循行到手指，手三阳经是从手臂往上循行到头面部，足三阳经是从头部往下循行到足趾，足三阴经是从足部往上循行到腹部。如今，结合《灵枢·营卫生会第十八》等篇章有关经脉的内容，以及历代医家的研究，

学者们对十二经脉的流注顺序和交接规律已经有了共识，认为这是一个"阴阳相贯、如环无端"的循环（见图9）。十二经脉的流注，开始于中焦的手太阴肺经，然后依次为手阳明大肠经、足阳明胃经、足太阴脾经；接着是手少阴心经、手太阳小肠经、足太阳膀胱经、足少阴肾经；随后依次是手厥阴心包经、手少阳三焦经、足少阳胆经、足厥阴肝经；最后又回到中焦的手太阴肺经。

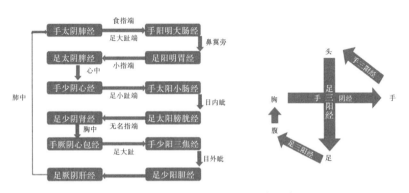

图9　十二经脉的流注顺序和交接规律

从其交接的部位看，总共集中在三个地方：四肢末端、头面部、胸部（腹部）。在人体的手与足末端进行交接的是互为表里的阴经与阳经，也就是手三阴经与手三阳经在手指处交接，足三阳经与足三阴经在脚趾处交接。在头面部进行交接的是同一个名称的手或足的阳经，即手阳明大肠经与足阳明胃经在鼻翼旁边交接，手太阳小肠经与足太阳膀胱经在目内眦交接，手少阳三焦经与足少阳胆经在目外眦交接。在胸部（腹部）进行交接的是不同名称的手或足阴经，即足太阴脾经和手少阴心经在心中交接，足少阴肾经和手厥阴心包经在胸中交接，足厥阴肝经和手太阴肺经在肺中交接。

（四）十二经脉的循行

十二经脉内的血气循行，是沟通内外、维持生命活力的动态网络系统，在体表必然表现出相应的状态。通过对经脉的观察，可以知道人体正常与否。

第一，先看头面部的情况。《灵枢·邪气脏腑病形第四》云："诸阳之会，皆在于面。"这是说手和足的三阳经，都聚合在头的面部。如何知道这一点呢？从《黄帝内经》的记载看，这一认识显然来自临床。比如，当邪气侵袭人的头部时，其循行方向就是往下的，直至足三阳经，《灵枢·邪气脏腑病形第四》云：

中于面，则下阳明。中于项，则下太阳。中于颊，则下少阳。其中
于膺背两胁，亦中其经。

这是说，邪气如果侵袭人的面部，就会往下循行到足阳明肾经；邪气如果侵
袭人的颈部，就会往下循行到足太阳膀胱经；邪气如果侵袭人的面颊，就会往下
循行到足少阳胆经；邪气如果侵袭人的胸、背和两胁，也是分别向下循行到所属
的阳明经、太阳经和少阳经。可见，上部之三阳经，其循行方向是向下的。

《黄帝内经》认为，头面部具有独特的重要性，因为所有的血气都会运行到
这里，然后再分别流注到全身的各个孔窍，从而使五官的功能得以实现，使得人
体可以通过五官与外界沟通，与天地的环境合一。《灵枢·邪气脏腑病形第四》云：

十二经脉，三百六十五络，其血气皆上于面而走空窍。其精阳气上
走于目而为睛。其别气走于耳而为听。其宗气上出于鼻而为臭。其浊气
出于胃走唇舌而为味。其气之津液，皆上熏于面，而皮又厚，其肉坚，
故天气甚寒，不能胜之也。

这是说，头面部是十二经脉和三百六十五络会聚的地方，也是全身所有血气
都会注入的地方。其中，精阳之气上行到达目，使人的眼睛能够看得见；从旁侧
上行的经气到达耳，使人的耳朵能够听得见；宗气上行而到达鼻，人的鼻子就有
了嗅觉；胃气上行到达了嘴唇，人的嘴巴便能感受味道。而气所携带的津液，上
行聚集于面部，加之面部皮厚肉实，因此人的头面部在天寒地冻时亦不会受到伤
害。

第二，再看手足部的情况。人体的手或足，是互为表里的阴经与阳经交接的
地方，表现为与阴经阳经交汇相应的生理或病理状况。例如，由于手足部特有的
肌肉组织特点，容易受到外界的风邪侵袭。《灵枢·邪气脏腑病形第四》云：

中于阴者，常从臂胻始。夫臂与胻，其阴皮薄，其肉淖泽，故俱
受于风，独伤其阴。""身之中于风也，不必动藏。故邪入于阴经，则
其藏气实，邪气入而不能客，故还之于腑。故中阳则溜于经，中阴则溜
于腑。

这是说，邪气侵袭阴经，常常是从手臂或者足胫开始的。因为，手臂和足胫
内侧的皮薄且肉软，当人体各部位受到风邪侵袭时，阴经是最容易受伤的地方。
不过，此阴经所受的风邪，一般难以到达五脏，因为脏气很充实，邪气进不去，

即使到达也会返回到六腑。所以，阳经如果受了邪气侵袭，会循行在本经而发病；阴经如果受了邪气侵袭，则会循行至六腑而发病。

二、络脉及其循行

络脉是由经脉横别出的所有分支的统称，它遍布全身，无处不有，交错连片。《灵枢·脉度第十七》谓："经脉为里，支而横者为络，络之别者为孙。"这说的就是经络脉的三个层次，第一层是经脉，第二层是络，第三层是孙络，后两者合称为络脉。现在一般将络脉分为别络和大络两大类。别络是指从经脉上的络穴别出的主干，大络是指从脏腑经脉横别出的主干。大络在《黄帝内经》中有明确记载，《灵枢·玉版第六十》云："胃之所出气血者，经隧也。经隧者，五脏六腑之大络也。"是说，通过胃消化后产生的血气，将流注于经隧之中，而经隧就是五脏六腑的大络。其中，有一条重要的大络叫虚里，《素问·平人气象论篇第十八》云："胃之大络，名曰虚里。贯鬲络肺，出于左乳下，其动应衣，脉宗气也。"虚里从左乳络出，通过膈而往上络到肺，其重要性在于，由于它的存在，人们就可以通过手腕的脉搏而揆度宗气。还有，脾的大络叫大包。《灵枢·经脉第十》谓："脾之大络，名曰大包。出渊腋下三寸，布胸胁。实则身尽痛，虚则百节尽皆纵。此脉若罗络之血者，皆取之脾之大络脉也。"这是说，大包络位于渊腋下三寸的地方，分布在整个胸胁，其重要性在于，如果它发病，属实证时就会全身疼痛，属虚证时就会全身关节无力，因为大包络贯通了整个络脉之血。

事实上，络是不计其数的，是分布在全身而呈片状的。其中，又以大络较为重要，《灵枢·经脉第十》曾概括为十五条："凡此十五络者，实则必见，虚则必下。"对于围绕五脏六腑别出的重要大络，《灵枢·经脉第十》和《灵枢·经别第十一》用了大量的文字进行描述，并给出了相应的名称，例如《灵枢·经脉第十》所提到：手太阴的别称为列缺，手少阴的别称为通里，手太阳的别称为支正，手少阳的别称为外关，足太阳的别称为飞阳，足少阳的别称为光明，足太阴的别称为公孙，足少阴的别称为大钟，等等。

那么，络脉分布有什么规律和特点呢？《灵枢·经脉第十》指出：

> 诸脉之浮而常见者，皆络脉也。六经络，手阳明少阳之大络，起于五指间，上合肘中。

这是说，在浅表面随时可看到的都属于络脉。对于手和足上的六条络脉，也就是手阳明大肠经和手少阳三焦经，它们的大络分别从手的指头中间往上循行到肘部。

可见，络脉虽然数量多且分布全身，但是其循行是有规律的，概括起来有三个。其一，络脉也分为阳经和阴经，对此，张景岳在《类经》中曾指出："以经脉为言，则又有大络、孙络，在内、在外之别。深而在内者，是为阴络……浅而在外者，是为阳络。"现代医者认为，从人体的空间位置看，经络分布的规律是：其一，现于外（表）的是阳络，位于中干的是经脉，处于内（里）的是阴络。其二，络脉分布是以经脉为主干的信息网络系统，络由经脉别出后，或者顺着本经分布，或者发散到五脏六腑，或者延展到肌肉表皮，总之，它们是由四肢深入脏腑，然后出于头颈。其三，这一分布和循行决定了络是经脉不可或缺的补充，发挥着沟通表里、联络组织、输注血气而濡养人体的作用。诚如《灵枢·小针解第三》所云："节之交三百六十五会者，络脉之渗灌诸节者也。"亦如《灵枢·本藏第四十七》所谓："经脉者，所以行血气而营阴阳，濡筋骨，利关节者也。"

三、经络系统的生命科学思想

对《黄帝内经》经络思想的研究，目的是为当代生命科学的建设与发展提供依据。因此，有必要从现代的角度对经络所蕴含的思想或义理进行探赜、总结、提炼和概括，以便为现代生命科学提供宝贵资源。据此，《黄帝内经》的经络思想在以下几个方面有现代意义。

（一）整体联系和恒动的思想

所谓整体，主要是指经与络、经络与五脏相互连成一个有机系统；所谓恒动是指各个要素、部分和组织之间是动态的联系，构成生生不息的有机生命组织系统。例如，《灵枢·经水第十二》说道，"经脉十二者，外合于十二经水，而内属于五脏六腑。"是说十二经脉与五脏六腑就是一个有机整体，又如《灵枢·邪气脏腑病形第四》所说："阴之与阳也，异名同类，上下相会，经络之相贯，如环无端。"的恒动思想。可见，阴经与阳经两种经脉上下相互会合，不仅经与络之间相互贯通成为一个整体，而且其循行如同圆环而无终亦无始。在《黄帝内经》里，反映经络整体和恒动思想最明显的就是十二经脉的流注。《灵枢·营卫生会第十八》云：

上焦出于胃上口，并咽以上，贯膈，而布胸中；走腋，循太阴之分而行，还至阳明，上至舌，下足阳明，常与营俱行。

这是说，上焦之气从胃的上出口，沿着食道往上输送，穿过膈，布散于胸；又顺着人体腋下，走手太阴肺经，往下运行回到手阳明大肠经；接着又往上运行，到达舌部，又再次向下流注到足阳明胃经。值得注意的是，这些循行都是与营气一起的。总之，这是一个往返不已的气血运动过程。那么，这些气血从何而来呢？《灵枢·营卫生会第十八》云：

> 人受气于谷，谷入于胃，以传与肺，五脏六腑，皆以受气。其清者为营，浊者为卫，营在脉中，卫在脉外，营周不休，五十而复大会。阴阳相贯，如环无端。

这是说，人的精气源于饮食水谷，为水谷所化生。这些精微先化生于胃，后输送到肺，从而使五脏六腑得到濡养。其中的清纯部分称为营气，浑浊部分称为卫气，前者流动于脉中，后者流动于脉外，环绕着身体运行不休。营气与卫气各运行五十周后，又开始会合，如此阴阳贯通、循环无始终。

此外，整体联系和恒动思想的又一个表现是经络的感应传导现象。所谓经络的感应传导，是指采取某种手段刺激人体的某个穴位时，人体相应的地方会产生的酸、麻、胀、重等感觉，并且这种感觉会沿着一定的线路传导散布。《黄帝内经》把这种现象称为"得气"或"气至"，即《灵枢·九针十二原第一》说的"刺之要，气至而有效"，也如《灵枢·终始第九》所记载的，"气至而有效"。

《黄帝内经》经络的整体联系和恒动思想是建立在阴阳五行基础上的，没有脱离中国古代哲学的"天人合一"。这一点，《灵枢·经别第十一》曾有叙述，说道：

> 人之合于天道也，内有五脏，以应五音、五色、五时、五味、五位也；外有六腑，以应六律。六律建阴阳诸经而合之十二月、十二辰、十二节、十二经水、十二时、十二经脉者，此五脏六腑之所以应天道。

这是说，人的身体与自然界是相符合的。就五脏来说，分别与自然界的五音、五色、五时、五味、五位相应；就六腑来说，分别与自然界的十二月、十二辰、十二节、十二经水、十二时、十二经脉相应。要之，五脏六腑是与自然界相应的，相应的脉也如此。例如，关于脉与四季变化的相应关系，《素问·脉要精微论篇第十七》从临床经验的角度描述到：

> 是故持脉有道，虚静为保。春日浮，如鱼之游在波；夏日在肤，泛

泛乎万物有余；秋日下肤，蛰虫将去；冬日在骨，蛰虫周密，君子居室。

故曰：知内者按而纪之，知外者终而始之。此六者，持脉之大法。

这是认为，注意天人相应关系，是脉诊的秘诀。因为脉象起伏、强弱变化是随着季节的变化而变化的。春季，脉是上浮的，犹如鱼游水中；夏季，脉是充裕皮肤的，犹如万物得到充实一样；秋季，脉是微沉在皮下的，犹如蛰虫就要进入洞穴一般；冬季，脉是沉在骨上的，仿佛紧贴着骨，犹如蛰虫深藏在洞穴中一样。这是脉诊的要领，是以脉断病的法则，是真正的脉诊大法。

（二）经络具有相反相成的阴阳之象

《黄帝内经》认为，自然界有阴阳，内气有阴阳，因此经络也必然分为阴与阳，既有阴经亦有阳经，既有阴络亦有阳络，如《灵枢·邪气脏腑病形第四》谓"阴之与阳也，异名同类"。《黄帝内经》进一步指出，对于经络的阴阳性质，要从整体上看待。《素问·阴阳别论篇第七》云：

四经应四时，十二从应十二月，十二月应十二脉。脉有阴阳，知阳者知阴，知阴者知阳。凡阳有五，五五二十五阳。

这是认为，肝是应春的，心是应夏的，肺是应秋的，肾是应冬的，而十二时辰又与十二月一一相应，十二月又分别与十二经脉相应。由此，脉也是有阴有阳的，知道什么是阳脉也就知道什么是阴脉，反之亦然。一般来说，阳脉有五类，不过五时之中的五脏阳脉与之各不相同，由此便形成了二十五种阳脉。阴脉是指五脏真气出现衰败时所表现出来的真脏脉，这是表征性命极为危险的脉象。阳脉则是指胃气的冲和之脉。只有熟知阴脉与阳脉的这种生理性征，才能在实际临床中临危不乱。《素问·阴阳别论篇第七》云：

所谓阴者，真脏也，见则为败，败必死也；所谓阳者，胃脘之阳也。……谨熟阴阳，无与众谋。

这段话讲的是经络不同阴阳性状对临床的意义。结合经脉，《素问·阴阳别论篇第七》还准确定义了何者为阴何者为阳，云：

所谓阴阳者，去者为阴，至者为阳；静者为阴，动者为阳；迟者为阴，数者为阳。

这是说，对于脉象的阴阳分别，脉去的称之为阴，脉来的称之为阳；脉静的称之为阴，脉动的称之为阳；脉慢的称之为阴，脉快的称之为阳。

《黄帝内经》还认为，阴脉与阳脉出现不同的盛衰状况，根本上是由于经脉的气血循行引起的。《灵枢·脉度第十七》谓：

> 邪在腑则阳脉不和，阳脉不和则气留之，气留之则阳气盛矣。阳气
> 太盛则阴不利，阴脉不利则血留之，血留之则阴气盛矣。阴气太盛则阳
> 气不能荣也，故曰关。阳气太盛，则阴气弗能荣也，故曰格。阴阳俱盛，
> 不得相荣，故曰关格。关格者，不得尽期而死也。

这是说，邪气如果在六腑里，则阳脉就不会合和，阳脉如果不合和，那气就会停滞不前，气停滞就会引起阳脉偏盛；而阳脉偏盛又致使阴脉出现问题，阴脉出现问题又引起血的停滞，血一旦停滞，反过来又使得阴脉偏盛。这就是"阴脉—气—阳脉"之间的复杂关系。用术语概括就是，阴气盛而阳气不能运行，叫关；阳气盛而阴气不能运行，叫格；阴阳俱盛而不能相互循行，叫关格。如果出现关格的状况，则人就不能活到应活的寿命了。

（三）经络是以"血气"活动为基础的感传活动

人体的经络盛衰，其根本在于血气。对于血气，《灵枢·经水第十二》云：

> 夫十二经水者，其有大小、深浅、广狭、远近各不同；五脏六腑
> 之高下、大小、受谷之多少亦不等，相应奈何？夫经水者，受水而行之；
> 五脏者，合神气魂魄而藏之；六腑者，受谷而行之，受气而扬之；经脉者，
> 受血而营之。

人体的十二条经脉遍布全身，犹如人体的十二条河流，它们的作用是联络五脏六腑。也如同河流一样，十二条经脉有大小、深浅、宽窄和远近的不同，而五脏六腑也有高低和容量大小的不同。这种情况下，十二经脉与五脏六腑有什么样的相应关系呢？水流必有源头，有源之水才能绵绵不绝地通行到各个地方，十二经脉是管道，而管道内所载东西的源头，就是藏于五脏内的气血、魂魄、精神，以及六腑接受水谷而向外传导的精微之气。血气循行于十二经脉与五脏六腑之间，有其自身规律。《素问·血气形志篇第二十四》云：

> 夫人之常数，太阳常多血少气，少阳常少血多气，阳明常多气多血，
> 少阴常少血多气，厥阴常多血少气，太阴常多气少血。此天之常数。

这段话指出，人体血气输布的规律表现于经脉就是：太阳经是血多而气少，少阳经是血少而气多，阳明经是气多且血多；少阴经是血少而气多，厥阴经是血

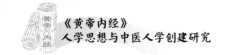
多而气少，太阴经是气多而血少。

就人体生命活动而言，没有经络的感传引导，就不会有人体气血的循行，没有气血的输布，也就不会有生机盎然的人体生命。《灵枢·脉度第十七》云：

> 气之不得无行也，如水之流，如日月之行不休，故阴脉荣其脏，阳脉荣其腑，如环之无端，莫知其纪，终而复始，其流溢之气，内溉脏腑，外濡腠理。

这是说，气的循行输布犹如水流永远不会停止，如日月相互交替变化而不息。阴脉所承载的五脏精气和阳脉所承载的六腑精气，它们表里相须、内外相连，对内灌溉着脏腑，对外濡养着肌肤，就像圆环一样，不知道哪里是始哪里是终，流动终而复始，使人体生命洋溢生机。脉外的卫气与脉内的营气，其循行也是贯通身体上下，遍布周身，如环无端。《灵枢·动输第六十二》云："营卫之行也，上下相贯，如环之无端。"为什么能这样呢？因为"四末阴阳之会者，此气之大络也；四街者，气之径路也。故络绝则径通，四末解则气从合，相输如环"。这是说，人体四肢既是阴阳会合的地方，也是脉气所循行的大络所在，而头、胸、腹、胻这四个部位也能使脉气四通八达。只要这些地方没有被邪气侵袭，脉气就会和合而周行了。

本章小结

第一，《黄帝内经》认为，天与地的"气交"，产生了人类；父与母的"交合"，有了人体生命。天地的本质是气，人类是气化的产物，因此人类有气性；父母是气化的产物，在人类之中为人类之分子，为人体生命的源头。因此，人体生命是有气性的。也就是说，人体生命是气化的产物，是一种气的存在形式，人体生命活动中表现出各种状态实为气性的状态。现在看来，这个气性也就是人的自然属性。人体生命是多个系统相互联系、相互作用的，相互联系、相互作用表现为人体生命的活性功能态。人体生命的活性功能态决定了人体生命的存在。人体生命的活性功能态，实质上是气化的表现形态。

第二，《黄帝内经》认为，天与人是相感相应的。对于这种感应，最主要、最突出的，就是五运六气学说。天有六气，故人体有六腑；地有五运，故人有五脏。人体生命的五脏六腑学说是天地自然五运六气的反映。因为气性、脏腑一定有活动，活动一定有象，这就是人体脏象反应。这一生命反应论，与现代医学所说的大脑反映论是不同的。脏象反应论与大脑反映论是什么关系，这是一个值得不断思考的问题，需要深入研究。例如，经络系统犹如大脑神经系统，但经络系统从属于藏象系统，大脑神经系统从属于脑系统，果真如此乎？再如，藏象反应论和大脑反映论都要应对的一个挑战是：砍掉脖子，大脑应当是活态，大脑之下的人体也应当是活态，可事实并非如此。

第三，五脏六腑的相互作用，产生了不同于气的神，神既是气化的一种形式，也是人体生命的特有属性。一是这一特有属性类似于精神属性，但与现代人体科学不同的是，《黄帝内经》认为人的精神属性源于心脏而不是大脑。二是在《黄帝内经》里，人的精神属性与脏腑功能未清晰分辨，常常混在一起，它的五情（怒、喜、悲、思、恐）、五志（怒、喜、忧、悲、恐）、五神（魂、神、意、魄、志），都还只是人的精神世界的初级内容，与现代的概念、命题、判断等理性思维形式不同。三是《黄帝内经》里"神"的基本含义，也是主要含义，就是当今现代系统论所说的"功能"，是中医人学所说的生命力，它在《黄帝内经》里表达为五脏六腑各有"藏神"，这表明《黄帝内经》的"神"，之所以可以成为人体生命的特有属性，不是由于它反映了人的精神世界和阐明了人的精神世界，而是它不自觉地发现了人体生命的活性功能状态规律，而保持这个活性的就是人体的生命力（包括免疫力）。现在有论者认为，这就是自组织性。不过，自组织是"自然界中自发形成的宏观有序现象。"[1] 因此，自组织是一种生命普遍性的功能状态，还不只是人体生命所特有的。

---

[1]《中国大百科全书》总编委会编《中国大百科全书》（第二版），第30册，中国大百科全书出版社，2009，第142页。

第三章

阴阳应象的生命规律论

在活的有机体中我们看到一切最小的单位和较大的器官的持续不断
的运动，这种运动在正常的生存时期以整个有机体的持续平衡为其结果，
然而又始终处在运动之中，这是运动和平衡的活的统一。

——弗里德里希·恩格斯

《黄帝内经》认为，阴阳是事物产生与消亡的根本，是事物运动变化的动因，
是自然界运动变化的根本法则，是人体生命活动的规律，也是诊治疾病的根本法
则。《素问·生气通天论篇第三》云："夫自古通天者，生之本，本于阴阳。"
《素问·天元纪大论篇第六十六》谓："阴阳相错，而变由生也。"《素问·阴
阳应象大论篇第五》亦云："人生有形，不离阴阳。"对此，明代张景岳从气论
的角度进一步概括到："凡自古之有生者，皆通天元之气以为生也。天元者，阴
阳而已，故阴阳为有生之本。"（张介宾《类经》卷十三《疾病类》）这些思想，
颇为契合马克思主义哲学关于物质与运动关系的认识。不过，在《黄帝内经》里，
阴阳更多是实指对象而非抽象概念，阴阳规律更多是指人体脏腑及其经络运行规
律而非哲学本体论的范畴，其内容主要是阴阳的交合感应、互根互用、消长平衡。
《黄帝内经》的阴阳思想突出了人体生命周期性变化的规律特征，强调了这一规
律与天地规律的一致性。对阴阳及其规律的认识，源于中国古代先民对日月运行
规律与人体生命活动规律的观察和总结，因此有其科学性。

第一节　生长壮老已的生命过程

天地造化人，人生在世，其寿命各不同，或者 100 岁，或者 120 岁，或者高
达 150 岁。人是从自然属性占主导地位的生命，逐渐转变为社会属性起决定作
用的。《黄帝内经》作为维护人体生命健康的典籍，更侧重于从自然属性方面来
揭示生命活动规律，虽然也涉及人的社会属性。

人的生命变化过程源于自然界的变化，与自然界的变化有着一致的节奏和规律，这是《黄帝内经》关于人体生命活动规律的基本观点。那么，是什么样的自然变化影响了人体生命变化呢？首先，与许多其他动物生命现象一样，人的昼出夜伏与日月相移是相应的；其次，人的食物来源随季节变化，人们为食物而进行的劳动实践也随着季节的变化而变化。对第一个现象的追问，久而久之便形成了阴阳学说；对第二个现象的追问，日积月累便形成了物候学说和农学。而在不断的追问中，也形成了能将这两方面学问统一起来的天文学说、运气学说，从而能对一切"生、长、壮、老、已"的生命现象进行本质揭示。《黄帝内经》关于生命过程的规律性揭示，主要在《素问·上古天真论篇第一》《素问·生气通天论篇第三》《素问·阴阳应象大论篇第五》《素问·平人气象论篇第十八》《素问·天元纪大论篇第六十六》《素问·六微旨大论篇第六十八》《素问·六元正纪大论篇第七十一》《灵枢·天年第五十四》以及《灵枢·阴阳二十五人第六十四》等篇章中。

一、天地运化与四季更迭

人的生命在天地之间。什么是天？什么是地？它们是如何变化的？《素问·六微旨大论篇第六十八》云：

升已而降，降者谓天；降已而升，升者谓地。天气下降，气流于地；地气上升，气腾于天。故高下相召，升降相因，而变作矣。

《素问·生气通天论篇第三》亦云：

天地之间，六合之内，其气九州、九窍、五藏、十二节，皆通乎天气。

这是说，地气上升而天气下降是天地之间的相互作用，天的作用就是升而后降，地的作用就是降而后升。天的作用使气得以布施于大地；地的作用使气得以蒸腾于天空。就这样一上一下，升与降互为因果，变化就出现了。这样的变化是有规律的，可以被认识的。以一年里的天气与地气来看，上半年主要是天气，下半年主要是地气。《素问·六元正纪大论篇第七十一》谓：

岁半之前，天气主之；岁半之后，地气主之；上下交互，气交主之，岁纪毕矣。

这是说，时间的变化过程，也就是由天气之始到地气之终的变化过程。天气与地气的交互，有来有往，有反有复，四季的变化规律也是这样，不仅有春去夏来和秋去冬来的时序，还有以一年为周期的春夏秋冬的循环再现，这就是气化的时间性。气化规律在万物中又是如何表现的呢？其表现是可感受可直观的生、长、收、藏。《素问·阴阳应象大论篇第五》谓：

> 天有精，地有形，天有八纪，地有五里，故能为万物之父母。清阳上天，浊阴归地，是故天地之动静，神明为之纲纪，故能以生长收藏，终而复始。

这是说，"精"与"形"都是物质性的存在，"纪"是物质存在的时间形式，"里"是物质存在的空间形式，物质、时间与空间，是一切造化之物的根源。《黄帝内经》认为，气具有阴与阳两种属性，属阳的清气上升而为天气，属阴的浊气下降而为地气。由于阴与阳的作用，天地就有了运动和静止两种状态，万物便有了生、长、收、藏四种状态，便有了春生、夏长、秋收、冬藏的周期性规律，这就是气化时间性与空间性得到统一的表现。这从哲学的高度揭示了四季里万物表现出生、长、收、藏的根据。

《黄帝内经》进一步认为，生、长、收、藏的四季更迭，还会具体呈现为寒、暑、燥、湿、风"五行"。在今天看来，五行其实就是五种气化状态。在人体生命里，这五种气化状态还会产生喜、怒、悲、忧、恐等高级生命所独有的五种现象。《素问·阴阳应象大论篇第五》谓：

> 天有四时五行，以生长收藏，以生寒暑燥湿风；人有五脏，化五气，以生喜怒悲忧恐。

这回答了五种独特的高级生命现象的产生，根据在于自然，在于四季的更迭。不但如此，五种生命现象的变化和呈现与四季变化特征也是一致的。《灵枢·顺气一日分为四时第四十四》把这称之为"人与气应"，谓："春生，夏长，秋收，冬藏，是气之常也，人亦应之。"人体的夜寐昼醒，皆是四季的阴阳消长和升降出入使然。对此，该章节给予了详细的描述，云：

> 春生，夏长，秋收，冬藏，是气之常也，人亦应之。以一日分为四时，朝则为春，日中为夏，日入为秋，夜半为冬。朝则人气始生，病气衰，故旦慧；日中人气长，长则胜邪，故安；夕则人气始衰，邪气始生，故加；夜半人气入脏，邪气独居于身，故甚也。

这是说，人体之气的运行和变化，与一年四季的阴阳盛衰是相应的，包括病变情况也是这样，其旦慧、昼安、夕加、夜甚的情况，也和春生、夏长、秋收、冬藏是一个道理。这深刻反映了人与自然是生命共同体的思想，没有自然也就没有了人。不过，即使没有人，自然也仍然存在。

二、男精女癸与生命成长

人与自然相应，自然的神妙在于阴阳，因此人体生命的神妙之处也在于阴阳，即《素问·生气通天论篇第三》所云："夫自古通天者，生之本，本于阴阳。"这里的"阴阳"，既实指阴气与阳气，又指阴阳交感的规律，这两者是万物产生的条件。《素问·阴阳应象大论篇第五》谓："阴阳者，万物之能始也。"这里，"能"读为胎，与"始"同义，是指万物的肇始，人的生命因此诞生。《素问·宝命全形论篇第二十五》谓："天地合气，命之曰人"。具体的过程如何呢？《灵枢·天年第五十四》和《素问·上古天真论篇第一》有详细的描述。

《灵枢·天年第五十四》认为，人生长到十岁的特征是，五脏发育健全，血气完全通畅并且重在下肢，因此人的整个身体活动是活泼的。到了二十岁，血气开始旺盛，肌腱发达，因此人的整个身体活动是敏捷的。到了三十岁，五脏完全定型，血气充满脉中，骨肉坚固，因此人的活动是稳健的。到了四十岁，人的脏腑和经脉保持稳定，但肌肉开始松弛，面色出现衰容，两鬓出现斑白，表现出喜欢静而不喜欢动。到了五十岁，人的肝气开始减弱，胆汁分泌减少，双眼有昏暗之感。到了六十岁，人的心气开始减弱，苦、忧、悲等心理情绪出现，身体活动趋于迟缓，表现出喜欢卧、躺。进入七十岁，脾气虚弱，皮肤枯燥。进入八十岁，肺气衰，魂与魄时常相离，言语常常出现问题。进入九十岁，不仅肾气衰竭，而且肝、心、脾、肺四脏及其经脉都空虚了。到了百岁，则五脏都空了，神气也没了，此后便是形体延展而走向死亡而已。

在《灵枢·天年第五十四》看来，生命的源泉在于血气，生命的盛衰取决于五脏六腑血气的盛衰。并且，人的血气及其脏腑之性，与人的苦忧悲等心理情绪之间有此消彼长的辩证关系。需要指出的是，关于人的生命历程，《灵枢·天年第五十四》的观察与《素问·上古天真论篇第一》有所不同，后者是以女子每七年、男子每八年的生理变化情况，通过肾气的强弱和十二级脉的通畅能力，来揭示人体生命的过程的，具体是：

女子七岁，肾气盛，齿更发长。二七而天癸至，任脉通，太冲脉盛，月事以时下，故有子。三七，肾气平均，故真牙生而长极。四七，筋骨坚，发长极，身体盛壮。五七，阳明脉衰，面始焦，发始堕。六七，三阳脉衰于上，面皆焦，发始白。七七，任脉虚，太冲脉衰少，天癸竭，地道不通，故形坏而无子也。

丈夫八岁，肾气实，发长齿更。二八，肾气盛，天癸至，精气溢泻，阴阳和，故能有子。三八，肾气平均，筋骨劲强，故真牙生而长极。四八，筋骨隆盛，肌肉满壮。五八，肾气衰，发堕齿槁。六八，阳气衰竭于上，面焦，发鬓颁白。七八，肝气衰，筋不能动。八八，天癸竭，精少，肾脏衰，形体皆极，则齿发去。

在《素问·上古天真论篇第一》看来，生命的源泉在于肾气，肾气乃天地之精华，女子从七岁、十四岁到四十九岁，男子从八岁、十六岁到六十四岁生理特征的变化都取决于肾气，这与《灵枢·天年第五十四》所述的五脏血气略有不同。《灵枢·天年第五十四》对生命过程的揭示，重在脏腑整体与身体活动表现；而《素问·上古天真论篇第一》对生命过程的揭示，重在"生""肾"，及生理现象的变化。

总之，上述两个篇章的观察方式和叙述有所不同，《灵枢·天年第五十四》的观察以十年为时间周期，根据血气、五脏六腑和神气解释人体的生命变化情况；《素问·上古天真论篇第一》以女子七年、男子八年为时间单位，根据肾气和经络解释人体的生命变化情况。相对来说，《素问·上古天真论篇第一》的观察更为细致和深刻，分男女进行观察，并注意到了两者的差异，还将生命之源归于天地之精气，这是有哲学深度的。《灵枢·天年第五十四》的科学哲学意义在于，它不但揭示了人的自然性与人的心理情绪之间的辩证关系，还揭示了生命力的脏腑整体性活力根源，有将生命力根源视为后天的端倪；而《素问·上古天真论篇第一》的科学哲学意义在于，它揭示了生命力的肾气与经络信息整体性活力根源，有将生命力根源视为先天的意味。

另外，《黄帝内经》对于人的社会属性的描述不多。而且从根本上说，《黄帝内经》对于人如何成为社会性的人，其判断标准是自然标准而非社会标准。这集中体现在对真人、至人、圣人、贤人的看法。《素问·上古天真论篇第一》说道：

古有真人者，提挈天地，把握阴阳，呼吸精气，独立守神，肌肉若一，故能寿敝天地，无有终时，此其道生。中古之时，有至人者，淳德全道，和于阴阳，调于四时，去世离俗，积精全神，游行天地之间，视听八达之外，此盖益其寿命而强者也，亦归于真人。其次有圣人者，处天地之和，从八风之理，适嗜欲于世俗之间，无恚嗔之心，行不欲离于世，被服章，举不欲观于俗，外不劳形于事，内无思想之患，以恬愉为务，以自得为功，形体不敝，精神不散，亦可以百数。其次有贤人者，法则天地，象似日月，辨列星辰，逆从阴阳，分别四时，将从上古合同于道，亦可使益寿而有极时。

据此看来，无论是在与天地阴阳的契合，还是在物质的精气基础以及人的活动能力方面，真人都是与天地最为接近、最为合一的，可以说是与天地同在的生命体；而至人、圣人和贤人，都是逐渐偏离的，合一性不断递减而分离性不断增强，其寿命也就离与天地同寿越来越远。

在我看来，从上古真人到中古至人，由中古至人到随后的圣人，又由圣人到贤人，这一人类的发展正是人的社会性逐渐增强（当然不会最终增强至纯的状态）的过程，也是人的自然属性减弱（当然不会最终减至无的状态）的过程。虽然，《黄帝内经》对这一规律还没有自觉，而且将人类这一发展过程视为是生命力在递减（通过个体之人的寿命表现出来），这归因于其历史局限性，因为它没有认识到个体之人与类（及其社会）性之人的本质差异。但是，它借助历史的时间之维，以人的自然属性变化为根据，观察到人之"类性"与"社会性"对人体生命的影响，并揭示了人的生命力减弱与人的自然性之间的关系，这是值得肯定的。例如，"嗜欲于世俗之间，无恚嗔之心，行不欲离于世，被服章，举不欲观于俗"，正是人的社会性强化的表现，而"法则天地，象似日月，辨列星辰，逆从阴阳，分别四时"正是人的思维能力、主观能动性增强的表现。这些说明了人的生命力有"与自然合一"由强化至弱化的变化规律。不过，个体生命力的递减恰好是类生命力的增强，这是人的发展的基本规律之一。

三、气血盛衰与人的生死

关于人的生死，《素问·平人气象论篇第十八》有专门的论述。首先，它把正常的、没有疾病的人称为平人，认为正常人的形体与血气是协调一致的。《灵枢·终始第九》云："所谓平人者不病……形肉血气必相称也，是谓平人。"可见，这是以血气与形体的关系是否正常作为健康标准。对于正常的人来说，如果气胜过形体就能延年益寿，如果形体过于憔悴和消瘦，人就很容易生病。对于病中之人，如果形体与血气相互脱离，则会死去；对于元气丧失的人，即使形体还在，病情也十分危险。《灵枢·寿夭刚柔第六》云："平人而气胜形者，寿；病而形肉脱，气胜形者，死；形胜气者，危矣。"总之，这是一种以气血的有无和盛衰来判断生死的思想，肯定了物质对于生命存在的基础性作用。

《黄帝内经》认为，人体生命是以饮食水谷为本的，没有了水谷，人就要死亡。而胃是容纳和消化水谷的地方，水谷在胃里转化为胃气，并散布到全身经络之中，如果触摸到脉里无胃气，就可以判断人死了。对此，《素问·平人气象论篇第十八》指出："人以水谷为本，故人绝水谷则死，脉无胃气亦死。"这里，所谓无胃气者，是指没有了冲和之气的脉象。所以，在人体生命中，胃气是决定性因素，有"胃气亡则人亡"的思想。为什么胃气如此重要？因为，正常情况下，人的正常脉气是根源于胃的，换句话说，胃气就是正常人的气息，如果人的脉息里没有胃气，将是死亡的标志。由于人体血气强弱特征在春夏秋冬有着不同的表现，因此，对表征着人之生死的胃气脉息的判断必须严谨，必须具体情况具体分析。

对此，《素问·平人气象论篇第十八》是有详细和严谨分析的。它认为：春季，如果出现了弦脉而无冲和的胃气，是死亡的征兆，"春胃微弦曰平，弦多胃少曰肝病，但弦无胃曰死"。夏季，如果只出现钩脉而无冲和的胃气，是死亡的征兆，"夏胃微钩曰平，钩多胃少曰心病，但钩无胃曰死"。长夏，如果只见弱脉而无冲和的胃气，将会死亡，"长夏胃微耎弱曰平，弱多胃少曰脾病，但代无胃曰死"。秋季，如果出现毛脉而没有冲和的胃气，是死亡的苗头，"秋胃微毛曰平，毛多胃少曰肺病，但毛无胃曰死"。冬季，如果出现了石脉而无胃气，也是死亡的征兆，"冬胃微石曰平，石多胃少曰肾病，但石无胃曰死"。

上述分析表明，胃气的有无和盛衰决定着生或死。这一结论是有理论根据的，那就是阴阳五行思想，即五脏气血受法于四时五行的生克规律。《素问·藏气法时论篇第二十二》谓：

> 五行者，金木水火土也，更贵更贱，以知死生，以决成败，而定五脏之气，间甚之时，死生之期也。

这是认为，根据金木水火土之间的生克变化以及所引起的强弱趋势，可以预测人体疾病的轻与重，并由此确定五脏血气的具体情况。五脏的血气状态不仅可以反映生命危险与否，而且可以知道人的生死时间。同时，《素问·藏气法时论篇第二十二》还说：

> 邪气之客于身也，以胜相加，至其所生而愈，至其所不胜而甚，至
> 于所生而持，自得其位而起。必先定五脏之脉，乃可言间甚之时，死生
> 之期也。

五行的克制关系是金克木、木克土、土克水、水克火、火克金，因此，邪气对人体的侵犯，也是这种克制关系。人在生病时，如果恰好处于五行归类即子脏与季节、日期相应，母脏就会因为得到子脏的帮助而病愈，相反，病情会加重；而在本脏之气强盛的那个季节或日期里，病情也会因此而趋向好转。总之，一切的诊治，应先清楚五脏的脉象，再根据四季和五脏的生克制化规律给予对治，这样不仅可以知道病情的轻重缓急，而且可以预测人的死亡时间。

可见，天地自然的五行生克规律就是人之生或死的规律。根据"天人合一"的理论，这意味着，人体生命力的强盛与否，取决于人体内各要素各系统的活动能力，也取决于活动能力的物质基础——气血。而对生或死的可预测性，说明了《黄帝内经》对认识和把握人体生命规律的自觉及自信。

第二节　升降出入的气化生息

《黄帝内经》认为，在天地间，气化常常表现出聚、散、离、合的具体形式。在人体生命里，亦有相应的气化表现形式，具体为气在人体生命与所处环境之间的出与入，及气在人体内环境里的升、降、出、入。人体生命就是依赖于体内与体外环境的持续交换，以及体内环境不断进行的升降出入而保持生息活态的。要之，升降出入是人体生命气化的基本形式。在今天看来，人体生命升、降、出、入的气化形式，实际上是与外界环境之间进行物质与能量的交换方式，是人体生命内环境物质与能量的运行方式。

《黄帝内经》的升降出入思想，为张仲景《伤寒论》所继承，并在明清时期的温病学说中得到大力弘扬。虽然如此，升降出入思想成为系统的理论，并自觉

以此系统理论作为中医临床指导思想，是当代中医学家郭生白完成的。[①]《黄帝内经》对升降出入思想的认识及运用，主要体现在五脏六腑、三焦，以及人体营卫之气循行等方面，代表性篇章有《素问·阴阳应象大论篇第五》《素问·经脉别论篇第二十一》《素问·调经论篇第六十二》《素问·六微旨大论篇第六十八》《素问·至真要大论篇第七十四》，以及《灵枢·本输第二》《灵枢·邪气脏腑病形第四》《灵枢·营气第十六》《灵枢·营卫生会第十八》《灵枢·玉版第六十》等。

一、升降出入的气化形式

《黄帝内经》认为，在天地之间升或降的是云和雨，在人体里升或降的是精与气，天地与人之间有无数相应的东西，基本的形式都是升与降。《素问·六微旨大论篇第六十八》云："气之升降，天地之更用也。"为什么这样呢？因为：

> 升已而降，降者谓天；降已而升，升者谓地。天气下降，气流于地；
> 地气上升，气腾于天。故高下相召，升降相因，而变作矣。

这一思想，明代张景岳具体解释为："天地之升降者，谓之云雨；人身之升降者，谓之精气。天人一理，此其为最也。"可见，对于万物的生长与消亡，《黄帝内经》的认识是深刻的，它不但继承了气的世界本源性思想，还区分了气的"化"与"变"，认为天地之间，万物的产生由"气化"而来，万物的衰竭是"气变"所致；因此，"化"与"变"是万物生和灭的根本原因。这一思想为《素问·六微旨大论篇第六十八》所揭示：

> 夫物之生从于化，物之极由乎变，变化之相薄，成败之所由也。故
> 气有往复，用有迟速，四者之有，而化而变，风之来也。

这里进一步指明了"化"与"变"不但是一个过程，还是一个有慢有快的量化过程，是一个有往有复的周期性过程。迟与速、往与复，这两两相对的因素是气化发生的具体表现形式，换句话说，事物的发生及其所形成的基本形式，是它们内部的对立面因素所然。那么，有没有内部的统一性因素使然呢？该篇继续指出，"成败倚伏生乎动，动而不已，则变作矣。"这是说，变化之所以发生，是因为使它发生的那些对立面因素是互相蕴含的。所以，没有对立面的存在，气的运动不会发生；而没有统一性的存在，气的运动也不会发生。这一思想确实是深刻的。

---

① 郭生白：《本能论》，中原农民出版社，2016。

它说明了，气化可产生新事物，也可使旧事物消亡，没有化与变，则气化没有过程，只有绝对静止的"气"，诚如该篇所总结的，"不生不化，静之期也"。那么，"不生不化"的情况真的会出现吗？对于具体的事物，是会出现的。于具体事物而言，如果出现"不生不化"，则意味着该事物的死亡，例如，金玉土石会瓦解，动物会死，人会亡。对此，《素问·六微旨大论篇第六十八》概括为：

> 出入废则神机化灭，升降息则气立孤危。故非出入，则无以生长壮
> 老已；非升降，则无以生长化收藏。是以升降出入，无器不有。故器者
> 生化之宇，器散则分之，生化息矣。故无不出入，无不升降，化有小大，
> 期有近远。四者之有，而贵常守，反常则灾害至矣。

这是很有哲学意义的一段话。这是说，没有出与入这两种基本形式，万物不可能产生，成长、壮实、衰老直至死亡；没有升降出入这样的活动，一切生命便不会产生，就不会成长、开花、结果直至收藏。要之，一切具体的形体皆有升降出入的基本形式，或者说，一切具体的形体都是生化的所在，如果一切具体的形体都不存在，则没有生化的发生。

在该篇章看来，一切具体的形体，都有不出不入或不升不降的基本形式，其间的区别，不过是生化程度有大小、发生时间有早晚罢了。因为升降出入是一定存在的，因此要重视并遵守它的规律，如果违反，则灾害就来了。

在这一生命哲学思想下探讨人的生命有没有不生和不化？用今天的话来说，有长生不死的人吗？对此，《素问·六微旨大论篇第六十八》有过回答，说："与道合同，惟真人也。"从上下文来看，这里的"道"就是阴阳五行的天地运化规律，这里的"真人"实际上是指宇宙的存在。不过，这样的回答，与其说是生命哲学家的展望，不如说是文学家的绚丽遐想。

二、脏腑营卫的升降出入

不生不化之人实际上是不存在的，就人体生命内外活动和内环境来说，升降出入有其基本形式，这在《黄帝内经》里是有反映的，虽然它还不是一种系统的自觉。《黄帝内经》认为，在人体生命内环境里，"升"是指体内之气往上运动及其趋势，"降"是指体内之气往下运动及其趋势，"出"是指体内一切组织之气向组织之外散发，"入"是指体内一切组织之外的气向组织之内渗透。如今看来，这种升降出入思想，反映了人体开放复杂巨系统与环境之间的物质能量的交换关

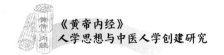

系，以及人体内环境的新陈代谢。

在《黄帝内经》里，人体的内环境称为"器"或"三焦"，尤其指五脏六腑之"器"。从逻辑上说，人体升降出入的运动形式，至少应当在五个方面得到表现：一是五脏之间的升降出入，二是六腑之间的升降出入，三是五脏与六腑之间的升降出入，四是脏腑与三焦之间的升降出入，五是三焦与体外环境的升降出入。不过，在《黄帝内经》里，虽然五脏六腑的一切功能活动都蕴含着升降出入的形式，但是对升降出入的自觉认识，最显著的还是在脏腑与三焦、人体营卫气循行等方面。

（一）脏腑与三焦内环境的升降出入

《黄帝内经》认为，无论是什么类型的升降出入，其本质都是清阳浊阴之气的升降出入，因为这是与天地相应的。《素问·阴阳应象大论篇第五》谓：

> 故清阳为天，浊阴为地；地气上为云，天气下为雨；雨出地气，云出天气。故清阳出上窍，浊阴出下窍；清阳发腠理，浊阴走五藏；清阳实四支，浊阴归六腑。

在自然界里，在上的是清阳的天气，表现如云态；在下的是浊阴的地气，表现如雨态。人体内环境里所有的组织机理变化也是这样，清阳的东西总是往上窍而出，由腠理发泄；浊阴的东西总是往下窍而出，由五脏流出。总之，清阳东西的活动让人体四肢得到了丰实，浊阴东西的活动让六腑得到了调和。这显然将人体内环境一切组织机能活动的根本归于天地自然了。

《黄帝内经》还认为，人体内部的反应可以通过外部的五官反映出来，反之，通过五官气色的变化也能探测到五脏的变化。对此，《灵枢·五阅五使第三十七》说到，"五气者，五脏之使也，五时之副也"。之所以这样，是因为五脏内部的气是可以反映到外部的五官上的。外部五官气色的变化，是受五脏影响的，是与五脏气化活动相匹配的。

此外，《素问·刺禁论篇第五十二》还指出：

> 肝生于左，肺藏于右，心部于表，肾治于里，脾为之使，胃为之市，膈肓之上，中有父母，七节之傍，中有小心。

这里，"小心"当为"志心"，是指肾脏之"神"；左右，意为阴阳的通道，因为肝应春，是东方阳生的开始；而肺应秋，是西方阴藏的开始。因此，肝气自左上升，肺气自右而降。从五脏相应的功能看，心管理体表，肾调理体内，脾运输水谷精气，胃承载水谷及运化，膈肓之上有气海，肾附近的脊椎藏着肾的精华，这些器官及其气化活动都是人体生命不可或缺的。

以脾胃为中心，五脏气化的动态图景有三点。第一，肺在上部，属阳中之阴；肝在下部，属阴中之阳；这二者的关系是，肺气从右往下肃降于中焦，肝气从左往上升发于上焦。第二，心脏相对于肾脏为上，属阳，为火；肾脏相对于心脏为下，属阴，为水；因此，这二者的关系就是水火相济，即心火往下温化肾水，肾水往上济化心火。第三，脾居中，为太阴湿土，是运化的枢纽，调节着五脏整体的气机活动。要之，心肺主降，肝肾主升，脾胃是枢纽。

虽然五脏有"藏而不泻"和"满而不实"的特点，但是五脏之所藏总是要流通和散布的。所藏者何也？血气精津液也。《素问·调经论篇第六十二》云：

> 五脏之道，皆出于经隧，以行血气，血气不和，百病乃变化而生，是故守经隧焉。

五脏所藏之血气，通过经络散布全身，表现为五脏之气的升降出入。其中，肾脏是动力源，虽然它的功能是潜藏先天精气和后天精气，但是肾气一定是上升的，并通过骨髓到达大脑，从而滋养大脑；肝脏，其升降出入者主要是血，肝既有体阴而用阳的性状，主藏更主疏泄，如果说"藏"是入的话，那么"疏"就是出了，只有肝气出入有度，才能使血的运行通畅，使人的精神状态正常。

如果说《黄帝内经》所述五脏的气化形式主要是升降，那么脏腑之间的升降出入形式，就更为复杂，更为丰富。脏腑升降出入所承载的是水谷所转化而来的精气。

其中，对于水的运化及其精微的输布，《素问·经脉别论篇第二十一》说道：

> 饮入于胃，游溢精气，上输于脾；脾气散精，上归于肺；通调水道，下输膀胱；水精四布，五经并行。

这是说，水到了胃里，经温润而散发出精气，精气往上运行到脾，脾再次散布，继续向上到达肺，肺经过调节送到水道，往下散布到达膀胱。如此，经水而气化来的精微就能遍布全身，并且在五脏的经脉里周行了。

关于谷的运化及其精微的输布，《灵枢·营卫生会第十八》则说："人受气于谷，谷入于胃，以传与肺，五脏六腑，皆以受气。"可见，在胃里，由谷转化而来的精微，不仅往上输送到肺，而且向其他四脏六腑进行散布。显然，这样的输送散布，必然通过升降出入的形式来完成。对此，《灵枢·玉版第六十》做了形象的说明：

> 人之所受气者，谷也。谷之所注者，胃也。胃者，水谷气血之海也。
> 海之所行云气者，天下也。

精气的主要来源是谷，它的气化场所主要是"气血之海"的胃，气血之精气将如同云雾一般上升和流行在经络之中，从而散布于整个人体，保持生命活力。

《黄帝内经》认为，五脏六腑通过升降出入完成的气血精微循行和散布，是有清浊之别的，因而也有方向性的差别。《灵枢·阴阳清浊第四十》云："气之大别，清者上注于肺，浊者下走于胃。"这是因为，胃的功能就是使水谷腐熟，所腐熟者为浊气，胃是浊气的管理者；脾负责对水谷转化而来的精微运化，所运化者为清气，脾是清气的治理者。脾胃强大的功能及其重要地位，为后世许多医家重视和发扬，将脾胃视为人体气机升降的枢纽。

以上说明，五脏之中，升降出入的关键在于脾脏和胃脏，脾与胃燥湿相济，是水谷精微得以化生的基础。肝与胆也具有相济关系，日常说的"肝胆相照"，在这里实际是指肝为厥阴风木，胆为少阳相火，前者必须依靠后者火热气息的推动与激发，才能使整个脏腑正常发挥作用。总之，人体生命内环境的升降出入是脏与腑相互作用的形式，升降出入的活力是人体生命力的又一决定因素。

上述，脏与腑的功能活动，确实印证了"升降出入，无器不有"的生命科学原理，而脏腑升降出入可谓人体气机的核心。就五脏六腑整体来说，升降出入的图景是：第一，在上焦系统里，升降出入以心和肺为中心，心阳而肺阴，心往下输送而肺往上散发。第二，在中焦，升降出入以脾和胃为中心，脾主上升、主清纯，胃主下降、主浊污，两者一上一下，是人体气机升降的枢纽。第三，肾水往上输送又需要肝木来升温，心火下降又需要肺金来清凉，脾气蒸腾亦需肝木来帮助，胃气下布亦需肺金来协调。从整个五脏内的升降情况看，肾与心的水火既济关系是最明显的，即：心火直下到肾，肾水直上抵达心，这是一种维护人体生命活动的气之升降功能态。要之，五脏贮藏精气，常表现为升的形式；六腑传导化物，常表现为降的形式。（见图 10）

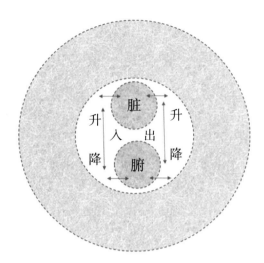

图 10　人体生命的升降出入

（二）经脉营卫气的升降出入

事实上，《黄帝内经》气化的升降出入形式，最翔实和最具体的阐述是经脉的营卫气循行，这一循行的关键又在于上焦、中焦、下焦之间的气血通畅。为了说明这一营卫气循行，首先得肯定气与血的同类性。为什么血与气是异名而同类的呢？《灵枢·营卫生会第十八》回答道："营卫者，精气也；血者，神气也；故血之与气，异名同类焉。"这是说，营气和血气两者都是水谷精气的转化结果。其次，要肯定营卫气循行与自然界规律是相应的。《灵枢·营气第十六》谓：

营气之道，内谷为宝。谷入于胃，乃传之肺，流溢于中，布散于外，精专者，行于经隧，常营无已，终而复始，是谓天地之纪。

由于营气是接收饮食水谷的，对人体有着重要的意义。水谷到了胃里消化后，精微传导到肺，充满着五脏六腑，尤其是它的精华流注到经脉络网中，如此周行不止，终而复始，与天地规律相应。因此，《黄帝内经》认为，营气的流注是从手太阴肺经开始的。那么，具体的流注路线如何呢？《灵枢·营气第十六》做了详细的回答，谓：

气从太阴出注手阳明，上行注足阳明，下行至跗上，注大指间，与太阴合；上行抵髀，从脾注心中，循手少阴，出腋中臂，注小指，合手太阳；上行乘腋，出䪼内，注目内眦，上巅，下项，合足太阳；循脊，下尻，下行注小指之端，循足心，注足少阴，上行注肾，从肾注心外，

散于胸中；循心主脉，出腋，下臂，出两筋之间，入掌中，出中指之端，
还注小指次指之端，合手少阳；上行注膻中，散于三焦，从三焦注胆，
出胁，注足少阳；下行至跗上，复从跗注大指间，合足厥阴，上行至肝，
从肝上注肺，上循喉咙，入颃颡之窍，究于畜门。其支别者，上额，循巅，
下项中，循脊，入骶，是督脉也；络阴器，上过毛中，入脐中，上循腹里，
入缺盆，下注肺中，复出太阴。此营气之所行也，逆顺之常也。

这段话具体介绍了营气的流注路线。营气循行沿着脉道有往也有返，由于它
不仅在体内（五脏六腑）与体表（臂、腋、掌、指、趾、阴器等）之间贯通，
还在体内环境的内（五脏）与外（六腑）之间贯通，因此营气的往与返也成了
出与入的一种具体表现。而其升与降主要体现为在上、中、下三焦之间的流注与
贯通。《灵枢·营卫生会第十八》云：

上焦出于胃上口，并咽以上，贯膈，而布胸中，走腋，循太阴之分
而行，还至阳明，上至舌，下足阳明，常与营俱行于阳二十五度，行于
阴亦二十五度一周也。故五十度而复大会于手太阴矣。

可见，上焦之气是从胃的上端口发出的，顺着食道往上循行，透过隔膜后，
散发于胸腔，然后往腋下而去，沿着太阴肺经下行，回到手阳明大肠经；接着，
往上循行到达舌部，由此再往下返流，到达足阳明胃经。上焦之气的循行路线，
是与营气并行的，都是在阳经行二十五度，在阴经行二十五度，一个昼夜为一个
循环，总共是五十度，最终又回到手太阴经。这里，虽然没有指明营气与上焦之
气是同一气，但是由于它们是并行的，所以无论是营气还是上焦之气，都具有沟
通人体内外的功能，都是在组织之间出入，在脏腑之间上下运行的。

中焦的循行路线又如何呢？《灵枢·营卫生会第十八》继续说：

中焦亦并胃中，出上焦之后，此所受气者，泌糟粕，蒸津液，化其
精微，上注于肺脉，乃化而为血，以奉生身，莫贵于此，故独得行于经隧，
命曰营气。

这里，没有区分营气与中焦之气，而是直接说二者是合一的，同时还将营气
的运化功能直接反映出来。与上焦之气相似，中焦之气也是从胃里发出，然后到
达上焦。此运行的作用就是消化水谷形成精微和津液，向上流注到达肺，转化成
血液，从而供养人体。由于这一转化过程十分重要，故将中焦之气所循行的经脉

叫作营。可见，营气所发挥的作用，及其循行路线表现出了出与入、升与降的形式。

事实上，下焦之气的循行仍然如此，该篇说：

> 下焦者，别回肠，注于膀胱，而渗入焉；故水谷者，常并居于胃中，成糟粕，而俱下于大肠而成下焦，渗而俱下。济泌别汁，循下焦而渗入膀胱焉。

这里，用了"渗入""俱下""济泌别汁"，可见，在上、中、下三焦之间，气的循行与流注，就是一种出与入、升与降的形式，这是普遍的。气的功能态，按《灵枢·营卫生会第十八》的总结就是："上焦如雾，中焦如沤，下焦如渎，此之谓也。"《黄帝内经》中这种气血循行和流注的出入、升降的普遍形式，还可以从反面得到证明。如果没有这样的循行和流注，则上、中、下三焦之气就不通，人就会生病乃至死亡。例如，有些病之所以表现出阳虚外寒、阴虚内热或者阳盛外热、阴盛内寒，是因为三焦之气的出入升降不通畅。《素问·调经论篇第六十二》云：

> 阳受气于上焦，以温皮肤分肉之间，今寒气在外，则上焦不通，上焦不通，则寒气独留于外，故寒慄。

由此可见，聚集在上焦的阳气，是温养皮肤内外的，当寒气侵扰体表使阳气不能流行到上焦时，人就会有恶寒战栗的症状。出现阴虚内热也与气的升降相关，当脾胃之气上升不足，致使上焦不能宣发水谷精微，下脘不能转化水谷时，胃气即发热而弥漫胸腔，就会出现阴虚而内热的症状。总之，上焦之气不能出入升降发挥其功能，则肌肉腠理闭塞，卫气不能达表，人体就会发热。

上述讲的是上、中、下三焦人体内环境与脏腑气血的循行流注。同时三焦经络信息系统也具有出入升降的普遍形式。不过，两者是有所不同的，前者主要是讲脏腑等实在的组织器官或空间，重在各器官功能的作用；后者主要针对无形的经络信息系统，重在整体调节。那么，三焦经络信息系统具体如何呢？《灵枢·本输第二》云：

> 三焦者，上合手少阳，出于关冲，关冲者，手小指次指之端也，为井金；溜于液门，液门，小指次指之间也，为荥；注于中渚，中渚，本节之后，陷者中也，为腧；过于阳池，阳池，在腕上，陷者之中也，为原；行于支沟，支沟，上腕三寸，两骨之间，陷者中也，为经；入于天井，天井，在肘外大骨之上，陷者中也，为合，屈肘乃得之；三焦下腧，在于足大趾之前，

少阳之后，出于腘中外廉，名曰委阳，是太阳络也，手少阳经也。三焦
者，足少阳太阴之所将，太阳之别也，上踝五寸，别入贯腨肠，出于委
阳，并太阳之正，入络膀胱，约下焦，实则闭癃，虚则遗溺，遗溺则补之，
闭癃则泻之。

由上述可知三焦经络的系统性是显著的，形象地展示了"点、线、面"的动
态系统；而其中循行路线所展现出来的升降出入（内外）也是清楚的，由"上合""出
于""入于""入贯""入络"等动词或连接词就能充分说明。

三、升降出入的稽验与发展

升降出入是人体生命活动的必然，是生命系统的普遍形式，是人体生命力的
基本形式。它既可以由观察得到，也可以在临床上得到验证。

（一）升降出入的"理法方药"验证

如果说《黄帝内经》对人体内气血的升降出入是一种对临床经验的描述，那
么应用今天的学术范畴，可以揭示这一气化的普遍形式吗？以下按照"理""法"
"方""药"的范式进行分析。

第一，升降出入的"理"。其"理"仍然是《黄帝内经》阴阳五行、天人感
应之理，根据现象又可概括为"天理"和"气理"。所谓"天理"，就是自然
界发生的现象，《素问·经脉别论篇第二十一》有形象的描述：

饮入于胃，游溢精气，上输于脾；脾气散精，上归于肺；通调水道，
下输膀胱；水精四布，五经并行，合于四时五脏阴阳，揆度以为常也。

可见，体内精微的散发及运行，是合于"四时五脏阴阳"的，是与自然天道
相应的。自然现象的本质是气，气的运动规律是根本规律，因此，所谓"气理"，
就是自然界的运动规律，也就是气升降出入的普遍形式以及有气必有升降出入的
必然性。

第二，升降出入的"法"。其实，"法"就是"气理"在人体的具体表现、
具体运用，在脏腑生命系统中就是"脏腑阴阳升降"。诚如清代吴东旸在《医学
求是》中明确指出："明乎脏腑阴阳升降之理，凡病皆得其要领。"这一具体
之"理"，在《黄帝内经》中比比皆是，如《素问·至真要大论篇第七十四》在
讨论何为五味阴阳时，就说道：

辛甘发散为阳，酸苦涌泄为阴，咸味涌泄为阴，淡味渗泄为阳，六

者或收或散，或缓或急，或燥或润，或软或坚，以所利而行之，调其气
使其平也。

第三，关于升降出入的"方""药"，则是从临床实践来检验其"理"。这
在历代的诸多方剂都有反映，尤其是温病学派的临床实践。例如，近代著名中医
大家张锡纯所创的"升陷汤"，此方载于张氏的《医学衷中参西录》，其组方是
黄芪、知母、柴胡、桔梗、升麻等，主治大气下陷。无论从药性还是从功效看，"升
陷汤"都能说明宗气对于人体气机升降出入的重要作用，以及升降出入之间的有
机联系。

该方里，第一味药是黄芪，为君药，具有补气、升气、热性的性质，生用
则可以固表，炙用则可以补中气，恰好对症于胸中大气下陷。第二味药是知母，
它具有降、凉的性质，由于黄芪性热，因此用知母相济。第三味药是柴胡，虽味薄，
但有引升之性，所以用它来引导清气上行，提升甘温之药上行，《医学衷中参西录》
谓"柴胡为少阳之药，能引大气之陷者自左上升"。第四味药是桔梗，"为药中
之舟楫，能载诸药之力上达胸中，故用之为向导也"。第五味药是升麻，也有提
升之性。这是组方里各味药的性质及功用，但实际临床中仍然要灵活加减药物，
所谓"随时活泼加减，尤在临证者之善变通耳"，有时要随证加上一些益气养血的药，
如党参、白术、山茱萸、阿胶等。

该方对症于大气下陷。所谓"大气"，一般称为"宗气"，为"诸气之纲领，
大气陷后，诸气无所统摄，或更易于上干。"宗气是脏腑功能、人体呼吸、经脉
之营血正常运行的推动力，它的失常，将意味着脏腑之气血、经脉之营气不能正
常出入和升降。这在临床上是有具体表现的，如张锡纯在《医学衷中参西录》中
所记载的"其神昏健忘者，大气因下陷，不能上达于脑""人觉有呼吸之外气与
内气不相接续者，即大气虚而欲陷，不能紧紧包举肺外也""精神昏聩，肢体酸懒，
一日忽然不能喘息，张口呼气外出，而气不上达"等。所以，"升陷汤"的作用
就是将已经下陷的宗气提升到原有位置，从而保持整个脏腑血气、经脉营气等畅
达通行。关于该方药的实际效果，张锡纯在《医学衷中参西录》里记载了许多案例，

证明了其有效性。直到今天，中医学家们仍然能在临床上验证该方药的有效性。[①]

（二）升降出入思想的发展

虽然《黄帝内经》所蕴含的升降出入哲理是深刻的，但是并未全面地得到贯彻和体现，未能自觉地系统地呈现出关于人的自然哲学和生命科学哲学的全部内容。

人们对人体生命升降出入的气化形式的认识，源于《黄帝内经》，并在后世形成理论体系。张仲景的《伤寒杂病论》在实践中发展了这一认识，他的传世之方都反映了对药性升降出入的应用，如四逆散、半夏泻心汤、瓜蒂散、大承气汤等。鼎盛于明清时期的温病学派，也牢牢把握住了心肾水火相济对于人体气机升降出入的关键作用，由此，有的医家发明了以汗、吐、下的方法来治病救人，如张子和所继承的刘河间医派。而对人体气机升降出入进行了理论阐述的代表则是李东垣，他认为五脏六腑的升降运动是以脾胃升降为枢纽的。

直到当代，在中医学思想大家郭生白创立"本能论"后，中医升降出入思想才达到完整而自觉的中医理论形态。本能论认为，在阴涵阳附、阴阳互根和升降出入的人体生命中，有11个生命本能系统，即自塑自我本能系统、自我修复本能系统、自我更新本能系统、自我复制本能系统、个性传递本能系统、应变本能系统、自主共生性本能系统、自主排异本能系统、自主调节本能系统、生命本能信息系统、意念能系统。本能论还认为，升降出入不是生命本能的本身，而是生命本能活动的能态，不仅指通常意义上的生命，还指包括大到宇宙、小到一个细胞的一切，都是处在升降出入运动之中的。[②]

可见，在本能论里，升降出入的运动形式有普遍性，大到宇宙小到细胞；这也是人体生命最普遍的运动形式，11个生命本能系统都要依靠升降出入才能运行。中医的升降出入思想在本能论里形成了完整而自觉的理论形式，达到了历史的高峰。不仅如此，这一理论还直面工业文明时代人类普遍面临的健康困境，提出了一套对中医临床有实际意义的方法论体系，以及一系列在临床上证实有效的方药。

[①] 李兰波：《升陷汤治疗慢性心力衰竭50例临床观察》，《光明中医》2008年第5期。林娜、高积慧：《平喘固本汤治疗慢性心力衰竭心肺气虚证50例临床观察》，《湖南中医杂志》2017年第3期。

[②] 郭生白：《本能论》，中原农民出版社，2016，第2页。

本能论的内容是丰富的，是有临床实践基础的。在马克思主义哲学史上，本能论内容所涉及的生命现象及人体生理活动的一些基本特征和规律，恩格斯也有过深刻具体的科学阐述。恩格斯认为，在一定程度上，蛋白质是生命的存在方式，"蛋白质执行着生命的一切主要机能：消化、排泄、运动、收缩、对刺激的反应、繁殖"。[①] 确实，人是生命体，但是人之所以为人，既不是由所有蛋白质的集合所决定的，亦不是生命个体集合的结果，人与动物是有质的不同的。正如恩格斯所说："人是唯一能够挣脱纯粹动物状态的动物——他的正常状态是一种同他的意识相适应的状态，是需要他自己来创造的状态。"[②] "由他自己来创造，应当就是人的劳动实践活动所创造的。" "有机体的新陈代谢是生命最一般的和最显著的现象……但是，如果规定生命就是有机体的新陈代谢，这就等于规定生命就是生命……新陈代谢本身即使没有生命也可以发生。"[③] 这些论断，与本能论提出的"升降出入不是生命本能本身，而是生命本能活动的能态"[④] 本质是相同的，只是前者从哲学的角度揭示，后者从现代系统论的角度揭示。

本能论所提出的理论及其相关思想，有哲学的深刻性，是一种以中国哲学思想为底蕴的中医现代理论。它汲取了现代科学的成果，表现出了人类新时代的气息，所展现的理论创造精神和时代使命感令人钦佩。不过，人体生命是复杂的，其本质及活动规律的揭示，还需要根据人的社会劳动实践进行研究。就此来说，对本能论的学术价值和思想价值，还需要不断探讨和深入研究。

第三节　升降出入的阴阳之根

自然界的生化收藏和人体生命的生长壮老已都有共同的本质，那就是阴阳；都有共同的规律，那就是阴阳相推。现把人体生命所遵循的这一规律称为"阴阳应象规律"，这是人体生命升降出入活动的根本。这一人体生命规律学说是中国古代医家智慧的总结，反映了中国古代医家探求生命的主动性与自觉性，符合人

---

① 中共中央马克思恩格斯列宁斯大林著作编译局：《马克思恩格斯选集》第三卷，人民出版社，2012，第858页。

② 同①，第845页。

③ 同①，第457页。

④ 郭生白：《本能论》，中原农民出版社，2016，第95页。

类对生命健康规律认识的进程，表明了对人体生命健康规律的认识是由现象到本质的过程。从今天的角度看，这一认识的启发和意义在于：就个体而言，在认识自然的基础上，对包含生命在内未知世界探求的主动性和自觉性，是人成为人的重要标志之一。

一、五行五运的自然气息

人是天地自然亿万年运动的产物，因而具有自然的气息。这个气息通过一定的形式反映，古代思想家们称这些形式为木火土金水，也就是五行。顾植山先生认为，五行即五运，把一年分作五个时段，以木、火、土、金、水为符号代表五大类自然气息，是为一年中的五个主运，"五行是五运的符号，五运是五行的灵魂"[①]。这是很有创见的。

在《黄帝内经》里，对五运思想的基本内容，以及这一思想指导人体生命健康的讨论，主要是《素问·五运行大论篇第六十七》。事实上，在该篇里，关于人体生命健康问题的讨论，是古已有之且观点各有不同的。不过，该篇里岐伯的观点，可以说代表了王冰辑成《黄帝内经》年代人们对五运的看法。岐伯认为，五运六气就是天地的阴阳，认识天地阴阳要比认识人体阴阳复杂，但通过对人体阴阳的认识，是可以认识天地阴阳的。因为，人体阴阳可谓是天地阴阳的"象"，此象与天地阴阳相合，所谓：

> 是明道也，此天地之阴阳也。夫数之可数者，人中之阴阳也，然所合，数之可得者也。夫阴阳者，数之可十，推之可百，数之可千，推之可万。天地阴阳者，不以数推，以象之谓也。

在《黄帝内经》之前的著作《太始天元册》里，人们就已经认识到一年中的时节就是天地阴阳变化的结果。《素问·天元纪大论篇第六十六》也指出"论言天地者，万物之上下，左右者，阴阳之道路也"。如何理解呢？岐伯解释说：

> 所谓上下者，岁上下见阴阳之所在也。左右者，诸上见厥阴，左少阴，右太阳；见少阴，左太阴，右厥阴；见太阴，左少阳，右少阴；见少阳，左阳明，右太阴；见阳明，左太阳，右少阳；见太阳，左厥阴，右阳明。所谓面北而命其位，言其见也。

---

① 顾植山：《从阴阳五行与五运六气的关系谈五运六气在中医理论中的地位》，《中国中医基础医学杂志》2006 年第 6 期。

　　"上"指的是司天，"下"指的是在泉，"左右"指司天的左与右，"上下"指某年里司天、在泉位置上的阴阳。为了能够认识阴阳在司天位置上的不同表现，需要根据人所面向的方位来确定，一般是以人面向北方来确定的。此时，阴阳在司天位置上的规律是：若司天的位置上出现厥阴，则其左面是少阴，右面是太阳；若司天的位置上出现少阴，则其左面是太阴，右面是厥阴；若司天的位置上出现太阴，则其左面是少阳，右面是少阴；若司天的位置上出现少阳，则其左面是阳明，右面是太阴；若司天的位置出现阳明，则其左面是太阳，右面是少阳；若司天的位置出现太阳，则其左面是厥阴，右面是阳明。

　　如果面向南方确定在泉的位置，则可以知道阴阳在在泉位置上的不同表现。其规律又是什么呢？岐伯回答道：

　　　　厥阴在上，则少阳在下，左阳明，右太阴；少阴在上，则阳明在下，左太阳，右少阳；太阴在上，则太阳在下，左厥阴，右阳明；少阳在上，则厥阴在下，左少阴，右太阳；阳明在上，则少阴在下，左太阴，右厥阴；太阳在上，则太阴在下，左少阳，右少阴。

　　这是说，如果厥阴处于司天的位置，则少阳会在在泉的位置，其左面是阳明，右面是太阴；如果少阴处于司天的位置，则阳明会在在泉的位置，其左面是太阳，右面是少阳；如果太阴处于司天的位置，则太阳会在在泉的位置，其左面是厥阴，右面是阳明；如果少阳处于司天的位置，则厥阴会在在泉的位置，其左面是少阴，右面是太阳；如果阳明处于司天的位置，则少阴会在在泉的位置，其左面是太阴，右面是厥阴；如果太阳处于司天的位置，则太阴会在在泉的位置，其左面是少阳，右面是少阴。

　　上述关于天地阴阳变化规律，其关键的、核心的概念是运动变化，即"运"或"行"。从一年的时间推移来看，依次是春—夏—长夏—秋—冬五个时段，对应木、火、土、金、水，称之为"五运"；由于木、火、土、金、水是连续变化的，春—夏—长夏—秋—冬是循环往复的，因此又称为"五行"。天地运动，五行循环，造化了日月五星，产生了万物形体。日月五星运行于天空，五行之气附着于大地，通过五行物类的变化就可以知道天体的运行规律。也就是说，认识了作为五行物类之繁衍而来的人体生命，也是可以认识天地星空的。

二、三阴三阳的六气思想

五运是地球形成的源动力，所形成的地球又是什么状态呢？或者说地球存在的条件是什么？《素问·五运行大论篇第六十七》认为"大气举之也"，也就是大气使地球得以存在。大气有六，燥、暑、风、湿、寒、火，所谓：

> 燥以干之，暑以蒸之，风以动之，湿以润之，寒以坚之，火以温之。

> 故风寒在下，燥热在上，湿气在中，火游行其间。寒暑六入，故令虚而生化也。

这是说，燥气让地球变得干燥，暑气让地球产生水汽蒸发，风气让地球运动，湿气让地球变得湿润，寒气让地球变得坚硬，火气让地球变得温暖。一般来说，风气和寒气处于下方，燥热处于上方，湿气处于中央，火气则在各个地方穿行。六种大气进入大地，于是化生万物。

那么，六气又是如何产生的呢？是由日与月相推移所出现的阴阳产生的。日与月的相推移，也就是阴阳离合之道，阴阳离合而有了三阴三阳。《黄帝内经》认为，人体与天地同构同理，日月相推的阴阳离合可以通过人体的三阴三阳来揭示。关于人体三阳，《素问·阴阳离合论篇第六》云：

> 圣人南面而立，前曰广明，后曰太冲，太冲之地，名曰少阴，少阴之上，名曰太阳，太阳根起于至阴，结于命门，名曰阴中之阳。中身而上，名曰广明，广明之下，名曰太阴，太阴之前，名曰阳明，阳明根起于厉兑，名曰阴中之阳。厥阴之表，名曰少阳，少阳根起于窍阴，名曰阴中之少阳。

> 是故三阳之离合也：太阳为开，阳明为阖，少阳为枢。三经者，不得相失也。

这是说，如果面向南方站立，那么人体的穴位与六经的情况是这样的：前方叫作广明，后方叫作太冲，太冲开始的地方称为少阴，少阴经的上面是太阳经，太阳经的下端开始于足部的至阴穴，上端到达面部的睛明穴。因为太阳是合于少阴的，太阳与少阴互为表里，所以叫作阴中之阳。人的上半身，阳气盛，属阳，所以叫作广明；广明的下边叫作太阴，太阴的前边叫作阳明。阳明经是从足部的厉兑穴开始的，它与太阴互为表里，所以叫作阴中之少阳。少阳与厥阴互为表里，少阳经是从足部的窍阴穴开始的，所以叫作阴中之少阳。总之，三阳经的离合情况就是：太阳主表，是"开"；阳明主里，是"阖"；少阳介于表里之间，是"枢"；

这三者是相互联系而非排斥的。关于三阴，《素问·阴阳离合论篇第六》谓：

> 外者为阳，内者为阴，然则中为阴，其冲在下，名曰太阴，太阴根起于隐白，名曰阴中之阴。太阴之后，名曰少阴，少阴根起于涌泉，名曰阴中之少阴。少阴之前，名曰厥阴，厥阴根起于大敦，阴之绝阳，名曰阴之绝阴。是故三阴之离合也，太阴为开，厥阴为阖，少阴为枢。三经者，不得相失也。

这是说，人体外部属于阳，内里属于阴。在人体内，冲脉处于脾的下方，叫太阴，太阴脉是从足部大趾的隐白穴开始的，所以叫阴中之阴。太阴的后面叫作少阴，少阴脉是从足部的涌泉穴开始的，所以叫阴中之少阴。少阴的前面是厥阴，厥阴脉是从足部的大敦穴开始的，所以叫阴之绝阴。总之，三阴经的离合情况是：太阴为三阴的表，是"开"；厥阴为三阴的里，是"阖"；少阴处于表里之间，是"枢"；这三者也是相互联系而非排斥的。

顾植山先生认为，三阴三阳的开、阖、枢是非常重要的概念，是人体阴阳之气升降出入的主要依据。广而推之，三阴三阳的划分是以一年中阴阳的盛衰变化为依据的，这正是五运六气中的六气学说。顾植山先生还绘制了"三阴三阳开阖枢图"和"三阴三阳太极时相图"（见图11），以作为理解中医阴阳学说的基本图式[①]。

这一基本图式不再局限于人体生命的三阴三阳，而是推广到了天地自然运动变化的一般规律。图式解释了天地自然的三阴三阳，即一年之中，太阳位于东北时，为冬至过后，是阳气逐渐散布和增强的时候，这就是阳的"开"；而阳明处于西北方时，阳气逐渐收敛，向阴收藏，这就是阳的"阖"；而少阳处于东南方时，为夏至，太阳回归，阴与阳转换的关键在于此，这就是阳的"枢"。而三阴的开、阖、枢道理是一样的，即太阴处于西南时，为夏至，此后，阴气逐渐增加，这就是阴的"开"；厥阴处于向南时，阴气逐渐减弱，向阳收藏，这就是阴的"阖"；而少阴处于正北方时，为冬至，是一阳生之时，阳与阴的转换关键在于此，这就是阴的"枢"。这样看来，三阴三阳确实是指阴阳离合的六种状态。

---

① 顾植山：《从阴阳五行与五运六气的关系谈五运六气在中医理论中的地位》，《中国中医基础医学杂志》2006年第6期。

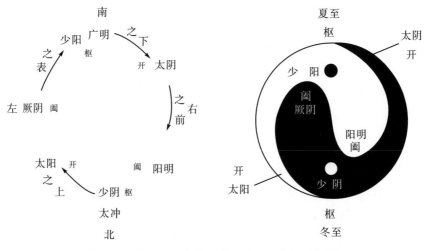

图 11　三阴三阳开阖枢图和三阴三阳太极时相图

三、阴阳应象认识论的意义

上述表明，《黄帝内经》对于人体生命规律的认识，是建立在对自然规律认识的基础上的，由此形成了一套独具特色的自然与生命认识论。其所谓"运"，其实是日月和人体脏腑相互关系的现象描述，是对一切事物在时间维度上的哲学揭示；所谓"三阴三阳"，其实是对日月和人体脏腑相互关系的规律性揭示，也是对一切事物在时间维度上的哲学揭示。可见，中医哲学重在时间，突出事物的时间性。也就是说，《黄帝内经》阴阳应象人体生命规律，是建立在科学基础上的，是理性的认识。这一点，无论对当代中医学理论的发展，还是对哲学思想文化的继承都是有意义的。

首先，运气学说和阴阳五行学说无疑都是对天地自然的认识，具有观察和经验的科学要素。在漫长的历史长河中，在世世代代的劳动实践中，人们从观察和记录的与生活、劳动息息相关的日月变化规律中，注意到日影和昼夜的时长与自然气息变化有密切联系。人们发现，一年中，会有白天最短且夜晚最长的时候，此时的日影也是最长的，于是将这一天称为冬至日。这一天之后，白天会不断变长，直至有一天白天最长而夜晚最短，此时的日影也最短，于是将这一天称为夏至日。概括起来，便是"冬至阴极而一阳生，夏至阳极而一阴生"的思想。同时，还进一步认识到，由冬至日至夏至日的半年属阳，因为这是一个阳气增强、白天变长的过程；而由夏至日至冬至日的半年属阴，因为这是一个阴气增强、夜晚变长的过程。

其次，对人体生命规律的认识，是根据对天地自然认识的结果，是将对天地自然规律的认识应用到对人体生命规律的认识当中。如果说，当代历史哲学对存在决定社会意识的揭示，是将物质存在决定精神现象的认识应用到对社会规律的研究，那么，阴阳应象规律可以说是将天地自然的阴阳规律应用到人体生命的规律上。在《黄帝内经》里，人体生命的规律与天地自然的运气规律是相应的，如"五脏六腑"学说对应"五运六气"学说。天地自然阴阳对应人体生命"三阴三阳"学说，反映了中医先哲们更加重视时间性；发展出"生长壮老已"的生命周期性学说，突出了生命的独特性，却不自觉地忽略了人类劳动实践性，所以最终形成的是生命的学说，而不是社会的学说。

最后，对人体生命与天地自然的认识，是中国古代医学对人的一种独到认识。在中医思想家看来，人对自身的自觉，是对天地自然认识的自觉，因对后者的自觉而有了前者的自觉，这与西方哲学思想里人的自觉不同。中医思想家认为天地自然是客观实在的，人体生命也是客观实在的，这是与同时代其他许多哲学思想不同的地方。

总之，阴阳五行是一种理论，一种哲学思想；五运六气是一种自然知识，一种自然法则。从中医思想看，脱离了五运六气的具体知识，阴阳五行就是空洞的理论和哲学玄想；反之，没有了阴阳五行的理论和哲学思想，五运六气也会失去其系统意义，而只是关于自然界的局部认识。由此，理解阴阳应象的要义有两点：一是阴阳五行通过五运六气表现出来，五运六气以阴阳五行为理论依据；二是人体五脏六腑的变化通过体表的若干体征反映出来，这种变化既是生命过程的，即生长壮老已，又是生命结构本身的，即肝心脾胃肾。因此，可以有这样的结论，生命的质量在于五脏六腑的质量，生命力的水平在于五脏六腑的功能活力水平。

本章小结

第一，《黄帝内经》天地自然观以五运六气为核心。在此自然观里，阴阳既是客观实在本身，也是反映客观实在的抽象概念。这反映了中国先哲对于实在的认识程度及理论水平。

第二，天地气息的升降出入，通过四季变化呈现，这是客观实在的；人体生命的生长壮老已过程是由人体气息的升降出入决定的，人体气息的升降出入使得生命得以存在，这也是客观实在的。天地气息的升降出入，其内在根据是三阴三阳的离合，这种离合是气化的反映；人体气息的升降出入，其内在根据也是三阴三阳的离合，这种离合决定着人的生死。升降出入、阴阳离合是人体生命力所在。一定意义上说，生命的质量在于五脏六腑的质量，生命力的水平在于五脏六腑的功能活力水平。

第三，人体生命及其活动最基本的特征是：生命活动的周期性规律。人体生命活动的周期性规律与天地自然的周期性规律有一致性和相应性。个体的生命周期性规律与人的发展性规律的关系是需要持久研究的理论问题。

第四章

则天法地的生命保养论

> 所谓人生之意义，乃指人生与其他事物之关系，亦即人生在宇宙中
> 之位置。
>
> 人之自觉且觉知一切物，亦可谓为宇宙之自觉，而人可谓为宇宙之
> 心。
>
> ——张岱年

天地人是客观实在的，这个实在的本体是什么？或者说，天地人是客观实在的内在根据是什么？天地人统一于什么？《黄帝内经》认为，这个本体就是气。这一认识虽然没有形成独立的本体论形态，但是明显地继承了中国已有的元气论哲学，并在养生体验和临床经验中得到了检验，从而形成了维护人体生命健康的生命保养学说。生命保养学说，是《黄帝内经》对人体生命发展规律的自觉把握，反映了人生生不息的精神意志。

"养生"一词，在先秦的部分文献中就已出现。在《庄子·内篇》的《养生主》中就有"吾闻庖丁之言，得养生焉"的记载，《吕氏春秋》更直接说"知生也者，不以害生，养生之谓也"。这些都表达了要顺应生命规律，把握生命价值，保养生命的思想。这一思想为《黄帝内经》所继承和发扬，如《灵枢·本神第八》说："故智者之养生也，必顺四时而适寒暑，和喜怒而安居处，节阴阳而调刚柔，如是则僻邪不至，长生久视。"这是将养生建立在与四季变化相适应的基础上，是对生命与自然规律关系的自觉。这一自觉包括三个层面的含义：第一，生命是可贵的；第二，在把握自然规律中把握生命价值；第三，实现生命价值有实在的途径和方法。

《黄帝内经》认为，人是天地造化的产物，是父母精气相合的产物，其本质为气。对于人体生命来说，气化表现为生、长、壮、老、已的生命历程，这一历程不以人的意志为转移。不仅如此，人还有独立于气的精神和意志，因此总是要

努力维护自己的生命力。可见，人的养生活动有一个由自发到自觉的过程，人是能提高自己的生命质量的。《黄帝内经》生命保养论的内容很丰富，它不仅是当代生命健康科学发展的源泉，也是社会思想文化发展的宝贵资源，增强了人类战胜重大疾病的信心，是推动构建人类卫生健康共同体的精神力量。

第一节　生命保养论的内容[①]

中医哲学思想的核心是人体生命辩证法。人体生命辩证法是关于人体生命及其健康的系统认识，具有知识性和科学性。从要素看，人体生命辩证法所蕴含的生命健康思想和中医人文精神，可通过"天人合一""贵人精诚"和"不治已病治未病"三个代表性的思想命题进行分析。

一、天人合一

"天人合一"是中医药文化思想的核心，在今天的文化建设中深得人心，为学界和中医思想家高度关注和研究。在人体生命辩证法看来，是人在自然界之中，而不是自然界在人之中；但是，在实践范围内，一切实践的活动及其衍生都是以人为中心的。此外，人体生命辩证法还认为，天地的本质为气，气的阴阳造化产生了生命，从而有了人，诚如《素问·宝命全形论篇第二十五》所说：

> 夫人生于地，悬命于天，天地合气，命之曰人。人能应四时者，天地为之父母；知万物者，谓之天子。天有阴阳，人有十二节；天有寒暑，人有虚实。能经天地阴阳之化者，不失四时。

这是说，人与自然界是有联系的，人是自然界阴阳气化的产物。具体地，对于人体生命的生理状态、现象变化及其本质和规律，《黄帝内经》的人体生命辩证法又是如何看待的呢？

首先，人体生命及其活动，其本质规律与气及其变化规律是相对应的。对此，《素问·阴阳离合论篇第六》曾有揭示，谓："阴阳之变，其在人者，亦数之可数。"而《素问·天元纪大论篇第六十六》更具体阐述了人体生命运动变化的根源，认为其"在天为气"，也就是风、热、湿、燥、寒、火；其"在地成形"，

---

① 岑孝清：《发扬中医人学思想智慧构建人类卫生健康共同体》，《山西高等学校社会科学学报》2022年第1期。本书有修改。

也就是木、火、土、金、水；而且"形气相感而化生矣"。这讲的是人体生理和机理各要素之间，以及人体与自然界之间的应化关系。《黄帝内经》进一步认为，这种应化关系的根本为五行生克制化规律。一方面，五行之间有相生相克的正常关系。例如相克，其中就有承制关系，《素问·六微旨大论篇第六十八》云："相火之下，水气承之；水位之下，土气承之；土气之下，风气承之；风位之下，金气承之；金位之下，火气承之；君火之下，阴精承之。"另一方面，五行之间的还有相乘相侮的非常态关系。《素问·五运行大论篇第六十七》谓："气有余，则制己所胜而侮所不胜；其不及，则己所不胜侮而乘之，己所胜轻而侮之。"这是说，气太过了，就会克制其所要克制的气，同时还会欺侮克制自己的气；而气不及，就会被胜过自己的气欺侮，同时还要受到自己所克制的气的侵犯。总之，对五行的整体性和联系性认识，尤其是对其中非常态关系的揭示，是中医建立医疗卫生保健体系的理论基础。这一理论反映了人体卫生健康的临床实际。

其次，《黄帝内经》人体生命辩证法不但认识到人体生命与自然界是一个整体，更揭示了人的能动性，《素问·举痛论篇第三十九》云："善言天者，必验于人。"这实际上是要求医生应当深刻认识和全面掌握人与自然的关系，并在临床实践中遵循这一规律，才能洞悉病情，对症下药，祛除病人的痛苦，履行好自己的职责。可见，医生的高超医术，并不是什么神秘力量，不过是通过积累长期临床经验而掌握了"法天则地"原则罢了，如同《素问·宝命全形论篇第二十五》所说："若夫法天则地，随应而动，和之者若响，随之者若影，道无鬼神，独来独往。"也如同《素问·八正神明论篇第二十六》所问："用针之服，必有法则焉，今何法何则？"回答是："法天则地，合以天光。"可见，《黄帝内经》的诊疗体系不但反映了人对自然界的依赖关系，而且反映了人能发挥能动性从而在自然界中生活的客观事实。

总之，自然是客观存在的，人源于自然而为自然界之高级和特异的生命；人相对于自然是整体性个体，其生生不息的生命力根源在于人体生命内在的整体功能活动；人可以"法天则地"发挥能动性，据此保养生命、防治疾病从而永葆健康与活力。这就是《黄帝内经》人体生命辩证法"天人合一"思想的内容。这一思想资源是优异的，在当代仍然有积极作用。

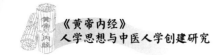

二、贵人精诚

《黄帝内经》里的"贵人精诚"思想，是人体生命辩证法的重要内容之一。这一思想是符合人体生命及其活动的科学认识、价值追求的。其内涵包括3个方面：一是尊重人，注重人体生命，以人及人体生命的价值为贵，如《素问·宝命全形论篇第二十五》所说："天覆地载，万物悉备，莫贵于人。"二是人体生命活动是有规律的，有生、长、壮、老、已的变化过程，不同性别、不同年龄段具有不同的阶段性差异，如女子以七年为周期，男子以八年为周期。《灵枢·岁露论第七十九》和《素问·八正神明论篇第二十六》讨论了在太阴月中，人体生理机能的变化规律，《灵枢·天年第五十四》也提出了十年一周期的观点等。三是医者作为人体生命的维护者，要秉承"大医精诚"精神。"大医精诚"对中国古代医家的影响巨大，在他们的精神世界里，根据自然法则来维护人体生命，是在参与天地造化，对生命的维护有莫大功德。唐代医圣孙思邈曾说道："唯用心精微者，始可与言于此矣。"元代的王好古也指出："盖医之为道，所以续斯人之命，而与天地生生之德不可一朝泯也。"（《此事难知·序》）明代的张景岳更认为："夫生者，天地之大德也；医者，赞天地之生者也。"（《类经图翼·序》）在当代，这一精神被视为医者至高的职业观和价值观，是医者追求的至高人生境界。

三、不治已病治未病

《黄帝内经》中还有符合现代医学发展趋势的"不治已病治未病"的思想，即《素问·四气调神大论篇第二》所说的"圣人不治已病，治未病"，其具体内容包括两个方面。

第一，顺时养生。养生就是养护人体生命，多指对正常人体生命的维护和保持，其根本理念和方法称为"养生之道"，即养生要顺应自然变化、遵循自然规律和人体变化规律。如《黄帝内经》人体生命辩证法首先重视的是与人体生命息息相关的四季变化。《素问·四气调神大论篇第二》说：

> 夫四时阴阳者，万物之根本也。所以圣人春夏养阳，秋冬养阴，以从其根。

> 阴阳四时者，万物之终始也；生死之本也；逆之则灾害生，从之则苛疾不起，是谓得道。

再者，重视由长期经验总结出来的治则和诊法，例如脉诊，《素问·移精变

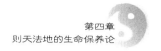

气论篇第十三》说：

> 夫色之变化，以应四时之脉，此上帝之所贵，以合于神明也，所以
> 远死而近生。生道以长，命曰圣王。

事实上，《黄帝内经》里有着许多切实可行的养生方法，当代的中医学家们将其总结为形神共养、保精护肾、调养脾胃等。

第二，整体思维。对于人体疾病的预防和治疗，《黄帝内经》人体生命辩证法有着一套详细而周密的方法论，表现出鲜明的整体思维特征。首先，该方法论认为人体是整体，人体生命是五脏六腑等系统相互协调的活动体，各器官或系统内外相应，成为一体。《灵枢·五癃津液别第三十六》说："五脏六腑，心为之主，耳为之听，目为之候，肺为之相，肝为之将，脾为之卫，肾为之主外。"其次，诊断治疗是对病因、病位等多种要素的综合判断，例如在诊法上，有望、闻、问、切的"四诊合参法"。《黄帝内经》虽也有单一的诊法，如寸口脉诊、耳诊、手诊、明堂面诊等，但这些"单一"是指通过单一部位对人体生命全息给予综合判断，而且，其辨证之"证"不是仅指疾病，而是指对病因、病位、病性、病机、疾病的综合判断。因此，《黄帝内经》所蕴含的辨证施治实际上是对对象整体的综合判断。

围绕"已病"和"未病"，《黄帝内经》展现了它独特的医疗卫生保健理念。如今看来，这是一种人体生命辩证法的实践法则，可以指导人们养生保健与疾病防治。

第二节　以人为中心的生命医治思想

《黄帝内经》养生论反映的是生命个体的活动性，其医治论则反映的是类的活动性。后者表明，生命的医治活动是一种社会性活动，是一种人与人之间的直接联系。在《黄帝内经》里，"四诊合参法"的每项活动都是需要医者与患者接触的，这与现代医疗借助于人之外的其他手段来诊治有很大不同，体现了以人为本的生命医治思想。这种以人与人为直接关系的活动，用当代人文主义者的话说就是：人永远是目的，不能作为手段。《黄帝内经》人体生命医治论，回答了人体生命发展的又一问题，即治疗的人学问题。其人学问题的实质，诚如张岱年先生所言：

> 集体与个人之间，也可以说是一种全分关系，但不能说是目的与工

具的关系，不能说个人是所属集体的工具。这是因为，个人虽是集体的
一分子，但有其个体的存在。虽然个人不能说是集体的工具，但空间是
集体的一分子，所以个人应为集体服务。个人可以为了达到集体的奋斗
目标而牺牲自己，为民族解放，为阶级解放而献身，但不能说这是做集
体的工具。①

确实，在社会医疗事业里，患者是个体的存在。那么，人的生命维系和健康
保持，是否就完全依靠个体自身呢？古希腊医学家希波克拉底曾有一句名言："患
者的本能就是患者的医生，医生是帮助本能的。"当代不少医学家或研究者认为
这是值得重视的医学思想。例如，世界自然医学会联合总会主席马永华教授说：
"自愈力是人体与生俱来的潜能，具有巨大的神奇力量，不会因年龄增大而消
失。"② 这一医学思想揭示了医生治病只是激发人类机体的自愈力，根本上治好
疾病的不是药，而是人们自己。不过，进入工业文明时代以来，这一思想遭到了
挑战。因为，人的生命维系和健康保持基本上交给了社会，也就是社会的医疗
事业。医疗过程中的医患关系成了常见的问题，甚至出现了人与人关系的"物化"
现象。因此研究和总结《黄帝内经》医治思想的内容和特点，对如何展现人的
能动性及推动当代人类医疗事业发展是有意义的。

一、内外因疾病的发生

人的疾病，其病因一般分为内因和外因。《黄帝内经》认为，人之所以生病，
有来自"天""地""人"的因素，前两者是指自然环境因素，是外因；后者是
指人体自身的因素，是内因。

（一）关于外因疾病

《黄帝内经》对于外因致病的论述是最详细的。首先是六气，也就是风、寒、
暑、湿、燥、火六种气候因素，其次就是四时、天气、地气、八风、淫气、气交、
运气等自然环境因素，这些都可能是致病的原因。在今天看来，这其实是一种环
境医学观。虽然环境医学的要素早在《黄帝内经》之前就出现了，如《周礼·天
官》就对人体健康与自然环境之间的关系有了一定认识，指出四季的多发病与季

---

① 张岱年：《张岱年全集》第 8 册，河北人民出版社，1996，第 325 页。

② 黄建民：《90% 的病能自愈》，《新传奇》2018 年第 45 期。

节相关，"春时有痟首疾，夏时有痒疥疾，秋时有疟寒疾，冬时有漱上气疾"。但是，形成系统医治思想的是《黄帝内经》。例如，在《素问·至真要大论篇第七十四》里，所述的病机就有19条。《黄帝内经》认为，六气的太过、不及，以及非正时所产生的气，会很大程度地影响人体的适应能力，从而导致生病，如《素问·至真要大论篇第七十四》说："夫百病之生也，皆生于风寒暑湿燥火，以之化之变也。"这就是中医所说的"六淫"或"六邪"。

在《黄帝内经》里，六气病因又以对风邪的认识最为全面和深刻，并将它视为百病之首。原因如《素问·风论篇第四十二》谓："风者，善行而数变。"这是说风一年四季都有，并且具有飘浮游动的性质，常见的麻疹等皮肤病、关节疼痛和中风等病症就是因风邪而导致的。此外，《素问·阴阳应象大论篇第五》指出，"风胜则动"，这说明，当风邪入侵人体时，不但会出现中风、肌肉痉挛、颤动抽搐等，甚至还会出现口眼㖞斜等症状。

关于寒邪，《素问·举痛论篇第三十九》也有翔实描述。篇中以临床上五脏疼痛为例，五脏何以会有种种的疼痛和不适？其原因就在于寒气侵犯了人体不同部位，其中说道：

> 寒气客于厥阴之脉，厥阴之脉者，络阴器系于肝，寒气客于脉中，则血泣脉急，故胁肋与少腹相引痛矣。厥气客于阴股，寒气上及少腹，血泣在下相引，故腹痛引阴股。寒气客于小肠膜原之间，络血之中，血泣不得注于大经，血气稽留不得行，故宿昔而成积矣；寒气客于五脏，厥逆上泄，阴气竭，阳气未入，故卒然痛死不知人，气复反则生矣。寒气客于肠胃，厥逆上出，故痛而呕也。寒气客于小肠，小肠不得成聚，故后泄腹痛矣。热气留于小肠，肠中痛，瘅热焦渴，则坚干不得出，故痛而闭不通矣。

这段话叙述了腹痛、肠痛的病因。该篇指出，寒气侵入到厥阴脉，导致血液滞而不能畅通，又由于该脉通过络与肝相系，因此会使胁肋与腹部相互牵扯而产生疼痛。同理，寒气只要入侵到相关部位，就会产生相应的病症，严重者，甚至会出现"厥逆""卒然痛死不知人"的重症。总之，由于寒气使得五脏阳气不足阴气过甚，从而产生生理和病理反应。

关于暑邪致病，《素问·刺志论篇第五十三》记载为："气虚身热，得之伤暑。"这是说，暑邪的特点是使人体容易气虚，损耗津液。不仅如此，《黄帝内经》还认为，情志方面的疾病以及心神不定等症状，也多为暑邪所致。

关于湿邪，《黄帝内经》亦有揭示。如《素问·生气通天论篇第三》说："因于湿，首如裹。"而且，《素问·太阴阳明论篇第二十九》还特别指出，"伤于湿者，下先受之"。这是说，湿邪所引起的疾病，多发生于人体下体或下肢，如水肿、湿疹，以及女性的带下量多、男性的阴囊糜烂等。

关于燥邪，《素问·阴阳应象大论篇第五》指出其特点是"燥胜则干"。一般说来，燥邪袭来，则人体相关部位常常出现缺少湿气的症状，如咽干口渴、毛发干枯、皮肤皲裂、大便干结等。这说明燥与湿相对。

至于火邪，在《素问·至真要大论篇第七十四》的相关治法描述中也是多见的，如"火淫于内，治以咸冷，佐以苦辛，以酸收之，以苦发之"。这是认为，体内由于火气太过而受伤，要用咸冷的药来主治，用苦辛的药作辅助，用酸性的药来收敛其阴气，用苦味药来散发其火邪，对此，该大论还进一步总结为"湿司于地，热反胜之，治以甘热，佐以苦辛，以咸平之。"这不但揭示了维护人体生命健康所用的草本药性，还指出了这一草本药性与天地自然之"火"或"热"的特征。

六邪致病遵循五脏应五时的规律。对此，《素问·金匮真言论篇第四》概括为：

东风生于春，病在肝，俞在颈项；南风生于夏，病在心，俞在胸胁；
西风生于秋，病在肺，俞在肩背；北风生于冬，病在肾，俞在腰股；中
央为土，病在脾，俞在脊。

这是主时脏器出现病症的情况。在临床上，六邪致病还有一种特别情况，那就是"邪伏而后发"，即疾病并未在当下季节发作，而是潜伏在人体内，直至下一个季节才发作。对此，《素问·阴阳应象大论篇第五》揭示到：

冬伤于寒，春必温病；春伤于风，夏生飧泄；夏伤于暑，秋必痎疟；
秋伤于湿，冬生咳嗽。

可见，人体五脏和所主时令之气是相互贯通的，因此，所主时令如有异变，则相应的脏器就会生病。例如人在春季容易出现肝病或精神疾病，是因为春季是厥阴风木主气，它主宰肝，由于风木时令之气发生异变，致使肝气过于旺盛而致病。

当然，不仅"六邪"，天地运行的昼夜现象对人体疾病也有影响，如《灵枢·顺

气一日分为四时第四十四》指出，昼夜晨昏的变化可以影响病情，"夫百病者，多以旦慧昼安，夕加夜甚"。该篇通过黄帝与岐伯之间的精彩对话，生动阐述了昼夜与疾病的关系问题。

《黄帝内经》关于环境因素致病的论述很多，归纳起来，其对人体生命致病因素的认识规律主要如下。首先，认识到人与自然的密切关系，如《素问·宝命全形论篇第二十五》说"人以天地之气生，四时之法成""人能应四时者，天地为之父母"；《灵枢·岁露论第七十九》说"人与天地相参，与日月相应"。其次，认为顺从天地自然四时，则人不会生病，如《素问·五运行大论篇第六十七》所说"从其气则和，违其气则病"，《素问·八正神明论篇第二十六》亦言"法天则地，合以天光"。

从医学思想史看，《黄帝内经》的医学认识论思想为后世医家所肯定，如张从正就明确指出，人体发病与四时相关，他认为："人之伤于寒也，热郁于内，浅则发，早为春温；若春不发而重感于暑，则夏为热病；若夏不发而重感于湿，则秋变为疟痢；若秋不发而重感于寒，则冬为伤寒。"（金代·张从正《儒门亲事》）

（二）关于内因疾病

引起人体疾病的原因，除了外在因素，还有人体内部组织、器官和系统等问题引发的疾病。《黄帝内经》对内因疾病的认识，是建立在天地自然观基础上的，其人体生命健康及其医治观，其实是天地自然观在人体上的具体落实，或者说是天地自然观在人体生命健康实践活动方面的应用。

1. 人体真气的"守"与"失"

《黄帝内经》人体生命健康及其医治观的思路，就是将天地自然之气在人体落实为"真气"，从而确立内因疾病的理论出发点。它认为，真气对人的健康非常重要，如果平时一味消耗真气，使得真气散失，那么人就会很快衰老，甚至发生疾病。因此，人在自然中生存，要善于保守真气，使得真气藏于体内，才能健康长寿，不发生疾病。"真气"这个词，在《素问》和《灵枢》中各出现了10次左右。从与医治相关的内涵看，其意是有具体所指的，并不玄虚。《素问·离合真邪论篇第二十七》以针刺的操作方法为例，将真气与治病的关系阐述得较为详细，该篇说道：

真气者，经气也，经气太虚，故曰其来不可逢，此之谓也。故曰候

邪不审，大气已过，泻之则真气脱，脱则不复，邪气复至，而病益蓄，

故曰其往不可追，此之谓也。

这是认为，真气就是经脉之气。临床上，如果在真气虚的时候用泻法，就会真气大虚。换句话说，为了保住真气，气虚时不可以用泻法，如果错误地用了泻法，致使真气虚脱，就会产生严重后果。

2. 脏腑疾病的传与变

由于人体是以五脏为中心的生命有机体，五脏内的血与气对人的生命健康有着决定性作用。因此，人体生命的健康与否，是由五脏的血气状况决定的。《黄帝内经》里提到的"心死""肺死""肝死""脾死""肾死"等脉象概念，就反映了这一点。这种"五脏死则人死"的思想，在《素问·平人气象论篇第十八》中有详细阐述：在治病过程中，要观察和把握五脏之间的病传，才能将疾病治好。这一要求，《素问·玉机真藏论篇第十九》也有具体说明：

> 五脏受气于其所生，传之于其所胜，气舍于其所生，死于其所不胜。
> 病之且死，必先传行至其所不胜，病乃死。此言气之逆行也，故死。肝
> 受气于心，传之于脾，气舍于肾，至肺而死。

这是说，五脏病气存在于所生的脏，同时也会传给所克的脏。换句话说，病气居于产生的脏内，而死于相克的脏。生病而死，意味着该病气已经传到相克的脏，这就叫"病气逆行"。以肝病为例，其在心脏产生病气，病气传到脾，并且停留在肾，当病气传到与心相克的肺时，致人死亡。

那么，是不是所有的疾病都按这个传变规律进行呢？并不是。比如某些突发疾病，《素问·玉机真藏论篇第十九》说道：

> 然其卒发者，不必治于传，或其传化有不以次，不以次入者，忧恐
> 悲喜怒，令不得以其次，故令人有大病矣。因而喜大虚则肾气乘矣，怒
> 则肝气乘矣，悲则肺气乘矣，恐则脾气乘矣，忧则心气乘矣，此其道也。
> 故病有五，五五二十五变，及其传化。传，乘之名也。

这是认为，卒发性疾病和五种情志病不必根据上述传变理论来医治。总体说来，病虽有五变，但能够扩展为二十五变，这种情况就和正常的传化不同了。

二、以人体生命为中心的治则

在《黄帝内经》里，通晓气化的活动叫人事。《素问·气交变大论篇第

六十九》引用《周易·上经》的内容说道："夫道者，上知天文，下知地理，中知人事，可以长久。"这是说，医者要上知天文，下知地理，还要知晓人事，并且持之以恒。那么，所知天文是什么？所通晓地理是什么？这里出现了一个重要的概念——"人事"，什么是人事？对于这些问题，《黄帝内经》是从天、地、人三者的位置空间定位的，《素问·气交变大论篇第六十九》说："本气位也。位天者，天文也；位地者，地理也；通于人气之变化者，人事也。"因此"上知天文"就是知晓支配天的气象，"下知地理"就是知晓支配地的六节，"中知人事"就是通晓人气的变化。《黄帝内经》认为，人体生命活动是随着天气、地气的变化而变化的，《素问·气交变大论篇第六十九》说："故太过者先天，不及者后天，所谓治化而人应之也。"这是强调，只有知晓天气、地气的变化规律，医者才能更好地治病救人。可见，所谓"人事"，就是人们认识气及其变化，并根据该认识维护生命健康的活动。这一思想反映了《黄帝内经》对人体生命的自觉，这种自觉是维护生命健康的前提。在今天，"人事"就是关于生命健康的科学活动，或是人类其他形式的认识活动。

总之，在《黄帝内经》看来，"人事"是以人的生命健康为中心的，并由此决定医疗行为的一般法则。对《黄帝内经》所蕴含的一般治病原则，现代医学家进行了专业概括并用于临床。以下，阐述《黄帝内经》里主要的三条原则，可为人学研究所用。

（一）治病必求于阴阳之本

无论是外因病还是内因病，"治病必求于本"，这个"本"就是指阴阳。因为，阴阳既是宇宙间的普遍规律、一切事物的纲领、万物发展变化的起源，也是人的精神活动所聚之处。具体而言，人体生命健康的维护的"本"就是人体内的物质、能量和信息的平衡关系，即《黄帝内经》所概括的"阴平阳秘"。"阴平阳秘"反映到临床上，如脉诊，《素问·阴阳应象大论篇第五》说"善诊者，察色按脉，先别阴阳"。这是说，诊法的基本纲领就在于协调阴阳。《素问·至真要大论篇第七十四》说"谨察阴阳所在而调之，以平为期"。这里，"平"指的就是阴阳的平和与协调。"阴平阳秘"的思想，《素问·生气通天论篇第三》也有详细的阐述：

阴者，藏精而起亟也；阳者，卫外而为固也。阴不胜其阳，则脉
流薄疾，并乃狂。阳不胜其阴，则五藏气争，九窍不通。是以圣人陈阴阳，

> 筋脉和同，骨髓坚固，气血皆从。如是则内外调和，邪不能害，耳目聪明，
> 气立如故。

这里，阴不仅指阴气，还包括了阴气在内的一切内收的、收敛的负向存在及其能量与信息；阳不仅指阳气，还包括了阳气在内的一切外放的、发散的正向存在及其能量与信息。这段话认为，阴是一种储藏精气于人体内部的力量，阳是一种护卫人体外表的力量。如阳胜于阴，则脉会过度亢奋，就会引发狂症；如出现阴胜于阳，则五脏的气息就会迟滞，九窍不通。这段话还指出，懂得养生的人，都会注意阴阳平衡的道理，注意调适体内的阴阳平衡，从而使身体处于筋脉畅通、气血调和、骨坚髓固的健康状态。由此看来，人体之所以能内外调和、耳聪目明，是因为认识和掌握了阴阳平衡之理，并通过调节阴阳平衡使体内气血运行通畅。

对此，《素问·生气通天论篇第三》还举例阐述了阴阳之气与人体健康的关系，明确提出了"阴平阳秘，精神乃治"的命题，谓：

> 风客淫气，精乃亡，邪伤肝也。因而饱食，筋脉横解，肠澼为痔；
> 因而大饮，则气逆；因而强力，肾气乃伤，高骨乃坏。凡阴阳之要，阳
> 密乃固，两者不和，若春无秋，若冬无夏，因而和之，是谓圣度。故阳
> 强不能密，阴气乃绝；阴平阳秘，精神乃治；阴阳离决，精气乃绝；因
> 于露风，乃生寒热。

这是说如果风邪侵害了人体，尤其伤及肝脏时，精血就会损耗，元气削弱。此时，人如果过度饮食，胃肠的筋脉就可能崩裂，出现排泄脓血的痔疮症；如果过度饮酒，肺气就会上冲；如果强力入房，则肾气受损，甚至腰部的骨骼受到伤害。阴气与阳气相互平衡才能维护生命健康，犹如四季阴阳更迭，不可能有春而无秋，也不会有冬而无夏。要之，阴阳调和，是保持生命健康的第一要义。如果阳气过强，阴的力量就会削弱，反之亦然。只有阴的力量持中，阳的力量密藏，人的精神才会旺盛；如果阴阳分离而不发生相互关系，则精气也就随之竭尽了。

"治病必求于阴阳之本"的命题表明，既然引起人体疾病的因素来自天地人，根据天人合一的思想，治病就必须充分把握天地运行规律。《素问·五常政大论篇第七十》说道：

> 故治病者，必明天道地理，阴阳更胜，气之先后，人之寿夭，生化之期，
> 乃可以知人之形气矣。

这是说，天道、地理和阴阳调和的规律，对于人体生命变化是有影响的，只有掌握"气"的本质及"气机"的变化规律，才能从根本上治好病，正如《素问·至真要大论篇第七十四》谓："谨候气宜，无失病机。"《黄帝内经》进一步从气化的角度，将病机分为阴阳之气的气化失常病机和四时之气的气化失常病机。总之，只有遵循自然的气候变化，才能进行养生；只有以自然的规律为准则，才能掌握病情并治好它。为了将这种思想落实到具体的治疗中，《黄帝内经》总结出了一套"三部九候"的方法，认为应用这套方法，可以成为好的医者，《素问·六节藏象论篇第九》谓"不知年之所加，气之盛衰，虚实之所起，不可以为工矣。"

这里，以脉法的"三部九候"为例给予说明。所谓"三部"，就是人体的下部、中部和上部，而每一部又同时包括有天、地、人三候，总共九候。《黄帝内经》认为，三三为九，与九野之数对应。根据下部的天脉象，可诊察肝脏之气；根据下部地脉象，可诊察肾脏之气；根据下部的人脉象，可以诊察胃之气。其他两部亦有相应的诊察功能和意义。《素问·三部九候论篇第二十》总结到："人有三部，部有三候，以决死生，以处百病，以调虚实，而除邪疾"。这样看来，"三部九候"的实质是化天地阴阳变化于人体三大部位的脉象变化，据此进行诊疗或治病。

"治病必求于阴阳之本"的思想，从人学的角度看，是将维护人体生命健康置于自然规律的基础之上。这种思想，既是对天地自然规律的自觉，也是对人与自然和谐共生的自觉。

（二）不治已病治未病

"不治已病治未病"的思想为《素问·四气调神大论篇第二》所提出。《黄帝内经》虽然未对此命题进行系统的阐述，但其养生学说和治病学说确实蕴含这一思想，且这个思想对当代医学及医疗事业发展的影响很大。关于这个命题，《素问·四气调神大论篇第二》说：

> 故阴阳四时者，万物之终始也，死生之本也，逆之则灾害生，从之则苛疾不起，是谓得道。道者，圣人行之，愚者佩之。从阴阳则生，逆之则死，从之则治，逆之则乱。反顺为逆，是谓内格。是故圣人不治已病治未病，不治已乱，治未乱，此之谓也。夫病已成而后药之，乱已成而后治之，譬犹渴而穿井，斗而铸锥，不亦晚乎！

《黄帝内经》认为，阴阳的四季变化是万物生、长、收、化、藏的根本，善于养生的人，无非是严格遵循这一规律罢了。例如，春天、夏天重在保养心肝，秋天、冬天重在保养肺肾等，都是顺应这一养生法则。人与自然和谐共生的事实，说明了这样一个道理：阴阳四季是万物始与终、生与死的本源。在养生及医疗活动中，违反了这个道理就会引发疾病，顺从了这个道理就可以避免重病。换句话说，遵循阴阳之道则生命旺盛和健康，否则就会走向虚弱和死亡；遵循了阴阳之道则治疗就会药到病除，否则就会紊乱而加重病情。要之，高明的医者不治已经发生的病而是重视预防疾病的发生，不治已经严重紊乱的疾病而重视在此病未严重紊乱之时治疗。这段话有三层含义，一是阴阳的四季变化规律是一种客观规律，二是人要认识并遵循这一规律，三是医学应有预测性，生命健康的维护活动要有前瞻性。从人学的角度看，这是一种人与自然和谐共生的思想，是对人与自然和谐关系的自觉，是对人与自然存在关系性的自觉认识。

（三）标本治则

"标本治则"一直为后世医家所遵循，至今仍然是中医施治的基本原则。这一治则在《素问·标本病传论篇第六十五》有着翔实的论述。

综合病症一般有根本的和非根本的，有明显的和不明显的。如何掌握它们之间的区别与联系呢？当然是要掌握其中的阴阳规律，即先要辨别病属于阴病还是阳病，分析病情是处于早期还是后期，这样才能确定是治标还是治本。一切治疗都要根据临床实际情况来确定，因为有的病要从治标入手，有的病则要从治本入手。以针刺为例，其治法就是有的治标才有效，有的要治本才能达到目的。总之，只有将治则与临床结合起来，才能做到药到病除。对此，《素问·标本病传论篇第六十五》认为：

首先，确立"标本治则"的观念与临床经验的积累息息相关，其认识有由少到多、由浅入深的过程。只有建立"标本治则"的观念，并逐渐在临床中应用，才能成为好的医者。所谓："阴阳逆从，标本之为道也，小而大，言一而知百病之害。少而多，浅而博，可以言一而知百也"。

其次，具体情况具体分析，因病施治。例如，由某种病引发气血失调，则应先治本病；或由于人体气血失调，引发某种疾病，也应先治本病。但是，若先是病了，然后才出现热症，就要先治标病；或先有病然后出现中满的，也要先治标病。在应用"标本治则"时，尤其要注意虚实的情况。如果病症表现为有余的实证，就要先治本然后治标；如果病症表现为不足的虚证，就要先治标然后治本。总之，要认真仔细辨析病情，根据临床实际采取措施。一般来说，病情较轻的可以标本兼治，病情较重的则可能先治本也有可能先治标。

从人学角度看，《黄帝内经》的"标本治则"将医治活动的对象放在人体上，并根据人体的实际病情来决定治疗的方式方法，这是一种以人为中心的医学思想。

三、以人为中心的医学精神

《黄帝内经》的学说不是当代意义上的社会医学，原因之一是由当时社会的文明程度决定的，另一原因是它是以人的生命健康为中心的学说，而不是一种社会思想。《黄帝内经》关注的是人的自然力，以及源于自然的生命实践潜力，是一种自然生命思想。这就决定了其学说是医学而不是社会学。所以在当代科学体系中，它归于自然科学而不是社会科学。无论如何，《黄帝内经》在维护健康的医疗活动中所贯彻的"以人为中心"的思想是优秀的，不仅是当今发展社会医疗事业指导性思想的源泉，更是人类行为活动的精神指引。

对人的关注，西方医学也是有所认识的，虽然还有模糊之处。如1977年，美国精神病学和内科学教授恩格尔在《科学》杂志上就曾指出"需要新的医学模式，对生物医学模式进行挑战"，并提出不应将"人"与"病"孤立起来静止片面地分析，应该全面且系统地从生物、心理和社会等各种因素出发，综合地认识人类的健康与疾病。[①] 而《黄帝内经》对人的关注，是通过对人体生命的关注，尤其是通过对人体生命健康维护的关注表现出来的，如《素问·汤液醪醴论篇第十四》黄帝与岐伯的对话：

> 帝曰：上古圣人作汤液醪醴，为而不用，何也？岐伯曰：自古圣人之作汤液醪醴者，以为备耳，夫上古作汤液，故为而弗服也。中古之世，道德稍衰，邪气时至，服之万全。帝曰：今之世不必已，何也？岐伯曰：当今之世，必齐毒药攻其中，镵石、针艾治其外也。帝曰：形弊血尽而功不立者何？岐伯曰：神不使也。帝曰：何谓神不使？岐伯曰：针石，道也。精神不进，志意不治，故病不可愈。今精坏神去，营卫不可复收。何者？嗜欲无穷，而忧患不止，精气弛坏，营泣卫除，故神去之而病不愈也。

---

① 贾敏：《当代医学模式转变与继续医学教育》，《中华综合医学》2002年第5期。

这段话讲述了汤液醪醴、镵石、针艾、精神疗法发展成为重要的医治手段的过程。实际上，这段话也反映了中国古代医学发展的过程，间接揭示了中国古代医学发展与社会生产之间的关系，以及医学逐渐摆脱"神性"而走向"以人为中心"的自主自觉过程。《黄帝内经》认为"当今之世"，人们不但有了内外兼治的思想，而且能掌握内外治疗的不同技术和手段；人们不仅继承了此前的药液医治方法，而且能认清并掌握人体内精气神的相互关系，确立维护人体生命健康首先要维护人体内在的"精气神"的观念，因为，人的"精气神"是人体生命健康的中心。

在当代，人们常常疑惑中医与西方现代医学的差异。事实上，这两者的差异从某种意义上来说是两种不同社会发展阶段人的体质与行为的差异。如今，研究者们对人的体质差异的自然属性研究极为充分，对人的行为差异的自然性揭示也颇契合时代要求。这符合事实和生命健康科学产生和发展规律。然而，人的本质是社会性的，如果忽略了社会属性而仅对人的体质与行为进行研究则是片面的。那么，如何破解这一难题呢？《黄帝内经》诊疗方法及其蕴含的人与人和谐关系的思想，是有启示意义的。尤其在新冠肺炎疫情暴发后，《黄帝内经》的人学思想就更值得关注了。

新冠肺炎疫情全球大流行威胁着人类的健康，引起了人们对卫生保健和疾病医治的思考，激发了人们对身心健康的憧憬。这根本上是如何认识和对待人体生命及其身心健康的问题。对此，《黄帝内经》给予的启发是，要以整体观对待人体生命。根据邓铁涛先生及当代中医学家们的研究成果，结合构建人类卫生健康共同体的时代需要，我认为，人的身心保健应当朝着构建美好保健园的方向努力，医疗事业应当朝着以人民健康为中心的保健园方向建设。为此，应当有以下三个方面的思想自觉。①

第一，个体养生保健的"天人合一"自觉。《灵枢·岁露论第七十九》说"人与天地相参也，与日月相应也"，《素问·阴阳应象大论篇第五》也说"善言应者，同天地之化"，还说"清阳上天，浊阴归地，是故天地之动静，神明为之纲纪，故能以生、长、收、藏，终而复始"。这是认为，人是与宇宙整体相应的具体整体：一方面，人存在于宇宙中，是宇宙的一分子，在宇宙中产生、变化和发展；另一方面，

---

① 岑孝清：《发扬中医人学思想智慧构建人类卫生健康共同体》，《山西高等学校社会科学学报》2021年第6期。本书有修改。

人作为相对独立的整体，有生、长、壮、老、已的过程。因此，个体生命既应当顺应自然法则，也要自觉发挥人体生命的内在活力，从而颐养天年，即《素问·上古天真论篇第一》所说："其知道者，法于阴阳，和于术数，食饮有节，起居有常，不妄作劳，故能形与神俱，而尽终其天年。"

第二，医疗诊治中"人与人"和谐关系的构建。推进以"人与人"为本质的医疗诊治关系发展，中医有优异之处。首先，从诊治方法来看，中医的诊治方法很多，包括以手法为主的砭石、微针、灸炳、按跷、导引等，《素问·阴阳应象大论篇第五》明确说："察色按脉，先别阴阳，审清浊，而知部分；视喘息，听声音，而知所苦；观权衡规矩，而知病所主；按尺寸，观浮沉滑涩，而知病所生。"这些方式方法都有一个明显特征，即它们不是通过复杂的技术设备等中介，而是通过医者与患者直接地、面对面地甚至是肌肤接触性地进行的。一方面，医者要仔细地、耐心地、真诚地聆听患者的陈述，犹如面对亲人；另一方面，患者要详细地、信赖地、长时间地述说自己的身心状况，犹如面对挚友。要之，中医认为医生所面对的是一个患病的人，要关心这个人，而不是认为面对的只是人的病，只关心病情。其次，从理法上看，中医坚持辨证论治，认为人是整体有机生命，相信人体"正气存内，邪不可干"的自我修复能力，不随意改变人体的组织或器官而是强调调节人体内在的阴阳平衡关系以促进康复，正如《素问·阴阳应象大论篇第五》所说："审其阴阳，以别柔刚，阳病治阴，阴病治阳。"最后，从医者与患者的关系上看，中医认为医者为标，患者为本，《素问·汤液醪醴论篇第十四》说："病为本，工为标，标本不得，邪气不服，此之谓也。"这是认为，如果标本倒置，病就不能祛除。唐代著名医学家孙思邈在《大医精诚》里说："若有疾厄来求救者，不得问其贵贱贫富，长幼妍蚩，怨亲善友，华夷愚智，普同一等，皆如至亲之想。"可见，中医在拒斥"人与物"或"人与利"的诊治关系、构建"人与人"和谐关系为核心的诊治体系方面不但有深厚的认识论根源，而且有符合新时代医学发展所需要的相应理法。

第三，身心"保健园"智慧方略及构想。习近平总书记说："要倡导健康文明的生活方式，树立大卫生、大健康的观念，把以治病为中心转变为以人民健康为中心。"[①] 这为未来人类身心健康事业的发展指明了方向。那么，人们的身心健

---

① 李拯：《美好生活需要"大健康"》，《人民日报》2019 年 8 月 13 日，第 5 版。

康应如何维护？相应的养生保健机构如何发展？有何特征？虽然这需长期研究、长期实践后才能最终回答，但是中医学界有识之士曾对此提出蕴含着深刻的中医人学思想智慧的设想，如邓铁涛先生在 2001 年 3 月提出"医学将以保健园的形式取代医院的主要地位，医院将成为辅助机构"[①]。

那么，邓铁涛先生所提出的"保健园"，具体内容有哪些呢？虽然现在还难以确定，但是顺应中国特色社会主义卫生健康事业发展的方向，可以做出这样的展望，即"使百姓无病"（《灵枢·师传第二十九》）的美好理念得到彰显，医学伦理、医患关系等问题得到根本解决，人们对延长寿命、智力开发、潜能激发等美好生活需要得到充分满足。如此，保健园的情景应当是：在这里，人们既是医者也是患者，甚至自己就是自己的医生；在这里，基于对人体生命的觉悟和对康复的自信，人们充分享受着身心健康的幸福，也从周围人们的幸福里感到幸福；在这里，人们拥有身心健康美好生活的家园，是人自由全面发展的生活区。

《素问·举痛论篇第三十九》说"善言古者，必合于今"。这一蕴含社会发展规律的命题，转化为当代智慧就是：今天出现的东西必有昨天的根据，今天是明天的历史，应当着力解决今天的问题，为明天的到来创造可持续的今天。据此，可以认为，解决当代人类身心健康问题，要充分运用人类的一切文明成果，综合所有关于生命与健康的科学，构建"人与人"和谐关系为本质的医疗和养生系统，向着以人民健康为中心的保健园的美好目标前进。

第三节　生命保养论思想与构建人类卫生健康共同体 [②]

关于《黄帝内经》生命保养论思想对于构建人类卫生健康共同体的意义，是一个宏大的研究课题。不过，其宏大的研究内容可以先通过具体的对象给予揭示。这里，选择中国－东盟卫生健康共同体文化建设来分析。

2013 年 10 月 3 日，习近平主席在印度尼西亚国会发表重要演讲，提出"携手建设更为紧密的中国－东盟命运共同体"的倡议。2020 年 3 月 21 日，习近平主席向法国总统马克龙致慰问电时指出"打造人类卫生健康共同体"重要倡议。

---

① 邓中光主编《邓铁涛新医话》，中国医药科技出版社，2014，第 31、253 页。

② 岑孝清、黄刚：《以中医人学优秀资源拓展中国－东盟命运共同体文化内涵探析》，《马克思主义文化研究》2021 年第 2 期。本书有修改。

综合来看，倡议和慰问电蕴含了"中国－东盟卫生健康共同体"理念。那么，从中国－东盟社会文化共同体建设角度，如何落实这一理念？目前，中国－东盟社会文化共同体正在建设中，"以人为本"已经成为其价值核心。"以人为本"的"人"的含义是丰富的，"人体生命"是不可或缺的，而《黄帝内经》所蕴含的"天人合一""贵人精诚"和"不治已病治未病"等内容，可以成为中国－东盟卫生健康共同体文化建设的资源。发掘这一优秀的思想资源，服务中国－东盟卫生健康共同体的文化建设，为打造中国－东盟卫生健康共同体，促进"民心相通"工程向"健康相通"工程深入发展提供依据，这在新冠肺炎疫情在全球暴发后显得尤其重要。可以说，增强中国－东盟卫生健康共同体文化建设，不但可以推进"一带一路"之"民心相通"工程向"健康相通"工程纵深发展，还可以为中国－东盟卫生健康共同体维护人民生命安全、身体健康和区域公共卫生安全提供精神力量。

一、中医人体生命辩证法及其科学性

在思想史上，中医基于人体实践和自身的认知逻辑，不但揭示了人如何产生、如何变化和如何防治疾病的规律，还对处于自然和社会两大环境中的人有着系统的认识，这就是《黄帝内经》的人学思想。以《黄帝内经》人学思想为基础的传统中医人学思想，内容极为丰富和广泛，其科学内容是中国－东盟卫生健康共同体文化建设的宝贵资源，需要深入研究和挖掘。

（一）中医哲学思想是以人体生命健康为中心的

自《黄帝内经》问世起，中医思想体系已发展 2000 多年，它系统揭示了人体生命的起源、本质和规律，建立了直接为临床服务的辨证论治诊疗方法体系，表现出鲜明的"以人体生命健康为中心"的思想特征。这一思想特征是由中医哲学的基本问题决定的。

中医哲学的基本问题是什么？学者们有多种看法，如阴阳关系问题、形神关系问题、天人关系问题等。其中，天人关系问题在《黄帝内经》首卷首篇就提出了，文中是以问答形式进行阐述的。在《素问·上古天真论篇第一》里，黄帝问道："今时之人，年半百而动作皆衰者，时世异耶？人将失之耶？"[①]这是说，人衰老的原因，是由于时代与环境造成的呢？还是由于人们没有注意养生方法造成的呢？

---

① 郭霭春：《黄帝内经素问校注语译》，贵州教育出版社，2010。

这个问题朴素且直接，它其实是在问：人体生命变化，其内在根据是社会和自然界的外在因素，还是人体生命活动的内在因素？这个问题所反映的是人与世界的关系问题，而这正是哲学的基本问题，正如中国人学学会前会长陈志尚教授所说，哲学的基本问题是人与世界的关系问题①。对此问题的不断解答、认知和实践，决定了中医哲学的人学思想路线。

关于这个问题，《素问·上古天真论篇第一》的回答是："能年皆度百岁而动作不衰者，以其德全不危故也。"这是说，人们能够度过百岁而动作不显得衰老，是因为全面掌握并运用了养生之道。这就是认为，人体生命的变化，其根据是内在的，为人体生命发展规律所决定，遵循此规律就能健康长寿，违背就会生病短寿。《黄帝内经》关于人体生命变化的内因论和人本性还有许多研究，例如，《素问·上古天真论篇第一》中问道："人年老而无子者，材力尽邪？将天数然也？"回答是："天癸竭。"天癸，指人体先天肾之精水，因此，这是对内因论的探讨。人体活动的内在根据，还通过"根于中者，命曰神机"（《素问·五常政大论篇第七十》）的命题表达出来。"中"即人体内在系统，"神机"即系统的功能。可见，中医哲学思想是以解决人体生命健康问题为宗旨的，无论是在具有首创思想体系之功的《黄帝内经》里，还是在整个中医思想史发展中。可以说，在人与世界关系的问题上，中医哲学思想确实是以人体生命健康为中心的，因此，邓铁涛老先生说"中医是以人为本的医学"②。

总之，尽管中医思想体系有世界观内容，但却是以人体生命为中心建构起来的。如果说在西方哲学思想史上，物质与意识、存在与精神的哲学基本问题一经提出，便导向了意识的世界、精神的世界这一面，直到马克思主义哲学出现后才有改观，那么在中国哲学思想史上，《黄帝内经》里人与世界关系的基本问题一经提出，便导向了人的一面，使中医走上了维护人体生命健康的道路。

（二）《黄帝内经》人体生命辩证法

《黄帝内经》哲学的核心是人体生命辩证法，"人体"即唯物性，"辩证"即联系性。这是认为，人是自然的产物，人与自然息息相关，人体自身各组织或

---

① 陈志尚：《哲学新探索》，中国社会科学出版社，2016，第 28 页。

② 邓中光主编《邓铁涛新医话》，中国医药科技出版社，2014，第 31 页。

系统也是相互联系的整体，由此保持生机活力。这一观点包括了三个基本命题：气本论、阴阳辩证统一论和气化人生论。

第一，气本论。中医人体生命辩证法认为，气是一切存在的本原，气化是一切存在的基本形式。这一世界观，在《黄帝内经·素问》的许多篇章中都有讨论和揭示，如《天元纪大论篇第六十六》中说："太虚寥廓，肇基化元，万物资始，五运终天，布气真灵，揔统坤元，九星悬朗，七曜周旋。曰阴曰阳，曰柔曰刚，幽显既位，寒暑弛张，生生化化，品物咸章。"还有《难经》的"原气"说，明代温补学派创始人张景岳的"气即万物"说。清代，本气论得到更广泛传扬，如喻嘉言的"大气论"、徐大椿的"元气存亡论"、唐容川的"水火气血论"。可见，气本论揭示了人体及其一切存在的客观实在性。

第二，阴阳辩证统一论。中医认为，气是运动变化的，阴阳对立统一是运动变化的根源，表现出"五行生克制化"的整体联系性。《素问·天元纪大论篇第六十六》说："故物生谓之化，物极谓之变，阴阳不测谓之神，神用无方谓之圣。"所谓神，"在天为气，在地成形，形气相感，而化生万物矣。"对此，张景岳在《类经·摄生类》注解到："夫生化之道，以气为本，天地万物莫不由之。故气在天地之外，则包罗天地；气在天地之内，则运行天地；日月星辰得以明，雷雨风云得以施，四时万物得以生长收藏，何非之所为？"可见，"神"讲的是运动变化，而且运动变化的本体是气。气的运动变化性，在《素问》中有多处体现，如《阴阳应象大论篇第五》《六元正纪大论篇第七十一》《气交变大论篇第六十九》《至真要大论篇第一》等。其中，《阴阳应象大论篇第五》指出："天地之动静，神明为之纲纪，故能以生长收藏，终而复始。"这是说，自然界的一切运动和静止，都是由于阴阳之间神妙的相互作用所致，表现出生息不止、循环往复的春生、夏长、秋收和冬藏规律。在人体生命辩证法看来，万事万物变化虽然复杂，但"其要一也"，《阴阳离合论篇第六》说："阴阳者，数之可十，离之可百，散之可千，推之可万，万之大不可胜数，然其要一也。"郭霭春先生注释"其要一也"为："它的根本规律只是阴阳对立的统一这一点。"[①]著名中医哲学家任应秋先生也说："祖

---

① 郭霭春：《黄帝内经·素问》，中国中医药出版社，2012，第46页。

国医学里'阴阳'这个名词，都可以用'矛盾'的含义来理解。"① 总之，阴阳辩证统一法则是人、自然及一切存在普遍联系的根据。

第三，气化人生论。人是自然的产物，是客观实在的生命活动体。首先，中医人体生命辩证法认为，人体生命的本质是气，生命源于精气，如《素问·宝命全形论篇第二十五》说："人以天地之气生。"又如《灵枢·决气第三十》说，"人有精、气、津、液、血、脉，余意以为一气耳"，而"两神相搏，合而成形，常先身生，是谓精"。这是认为，精气是人体生命得以产生的物质基础，是构成人体生命的基本元素，如《灵枢·经脉第十》描述了胚胎的形成、发育过程，说："人始生，先成精，精成而脑髓生，骨为干，脉为营，筋为刚，肉为墙，皮肤坚而毛发长。"其次，中医人体生命辩证法认为，人体生命的产生是自然造化的过程和结果，不是超自然力量所致，也没有超自然的神秘之处，例如《灵枢·本神第八》说"生之来谓之精，两精相搏谓之神"。生命起源没有超出自然之处，人体生命的活态也是一种自然现象，是"先天之气"与"后天之气"相互作用的结果。这里，气即精气，先天之精气源于父母精血，为阴；后天之精气源于五谷精微等外界物质和能量，为阳。《素问·生气通天论篇第三》还指出："阴者，藏精而起亟也，阳者，卫外而为固也。"由此，人体生命保持着活态。

（三）《黄帝内经》人体生命辩证法的科学性

科学是源于实践、可被重复检验的知识和知识体系，《黄帝内经》人体生命辩证法是数千年来有效指导中医维护中华民族生命健康的科学思想，无数人体生命活动、临床医治和健康维护的实践都证明了其科学性。

第一，数千年来中医学维护着中华民族的生息繁衍的事实。这一事实的根据在于，中医学是中华民族与疾病斗争的实践成果，这是无法否认的。正因如此，习近平总书记指出："中医药凝聚着深邃的哲学智慧和中华民族几千年的健康养生理念及其实践经验，是中国古代科学的瑰宝，也是打开中华文明宝库的钥匙。"② 如今，在抗击新冠肺炎的战疫中，中医药发挥了重要作用，不断验证其拯救人之生命的疗效。正如李红梅在《人民日报》的撰文中指出："全国中医药参与救治

---

① 王永炎、鲁兆麟、任廷革主编《任应秋医学全集》卷十，中国中医药出版社，2015，第2312页。

② 曹洪欣：《中医药是打开中华文明宝库的钥匙》，载《人民日报》第7版，2015年3月25日。

的确诊病例已经超过 6 万例，占比在 85% 以上。在药物和临床救治方面，中医药在阻断轻型患者向重型患者发展方面取得积极成效。"[1]

第二，大量方剂仍然普遍有效。如果说《黄帝内经》和《难经》两大医典奠定了中医理法体系，但临床性还不够显著的话，那么《伤寒论》和《金匮要略》就都是临床经验的积淀了，而中医临床经验积淀是通过方剂的形式不断传承的。《伤寒论》记载的方剂有 113 首，《金匮要略》记载的方剂有 262 首。今天，专家们认为，这两部中医典籍所载方剂，大多切合临床实际，行之有效，是至今仍然普遍适用的。[2] 而历史上代表着方剂先进水平，对世界医学产生巨大影响的《千金方》，更说明了中医思想的实践效果。《千金方》汇集了唐代以前的医方，共有方剂 6500 余首，其中很多验方在后世得以流传，甚至成为现代医生常用的名方。

第三，总结临床经验的医案。医案是中医临床经验的总结，是中医保健和疗效世代传承的案例，凝聚了人体生命辩证法智慧。从司马迁《史记·扁鹊仓公列传》中记载的 25 例医案起，两千多年来，历代名医记载的医案有 280 多种。邓铁涛先生研究后总结道："中医药学之发展，不是依靠实验室之实验研究，而是主要在中医系统理论指导下，反复进行临床研究，而病案就是临床研究的资料或总结报告。"[3] 在我看来，医案经验的来源和总结不是来自实验室，也不是来自科技手段，而是来自长期的无数次的实践，是人脑（等器官综合行为）长期思考和探索的结晶，是医者"望闻问切"的手段试验，这个试验与治疗是同时同步的，是一体的。而且，中医临床的对象不仅是病理状态的人，还包括生理状态的人，后者尤其显示了中医临床"不治已病治未病"的特异性。

中医在临床实践中，不但形成了一套关于人体健康的医疗卫生保健学说，还形成了关于人的概念、命题及其思想的理论体系。对此，无论是中医学界还是相关理论界，大多用"生命哲学"来指称。我以为，"生命哲学"这个名称过于宽泛了，用"中医人体生命辩证法"更为准确，更符合其原创性，更能显示其科学性。中医人体生命辩证法是独特的生命健康科学要素，是当代文化建设、思想建设及哲学建设的宝贵资源。

---

① 李红梅：《用好中医瑰宝》，《人民日报》2020 年 3 月 4 日，第 4 版。

② 张成博、程伟主编《中国医学史》，中国中医药出版社，2016，第 41 页。

③ 邓中光：《邓铁涛新医话》，中国医药科技出版社，2014，第 37 页。

二、中国－东盟"以人为本"的社会文化共同体建设

中国－东盟命运共同体最基本的单位是人，发展的第一位是人的发展。因此，"以人为本"已成为其社会文化建设的共识，这在中国－东盟的有关文件中已经有所体现。同时，《中国－东盟卫生合作与发展南宁宣言》（2016年10月27日）第四点指出："我们认识到，健康是发展的核心，是发展的先决条件和结果，还是衡量可持续发展的有效指标。"①健康是人的健康，人的健康不仅是人的发展基础，同时也是人的发展本身。换句话说，人的生命是基本的，生命健康是人共同的美好生活需要，实现这一美好生活需要是中国－东盟卫生健康共同体文化建设的重要组成部分。显然，确立生命健康共同体文化自觉意识，对构建中国－东盟卫生健康共同体有重要意义。

（一）东盟社会文化共同体建设进程中的"以人为本"思想

如今，中国－东盟已经搭建了"命运共同体"的社会经济发展框架并取得丰硕成果。如2015年全面建成的中国－东盟自由贸易区、2018年11月14日中国和东盟各国发表的《中国－东盟战略伙伴关系2030年愿景》。经济发展决定文化发展，东盟社会文化共同体建设历程如何呢？前期，以建设《东盟社会－文化共同体蓝图》（于2009年3月1日第14次东盟首脑会议通过，因蓝图描绘至2015年，以下简称《蓝图2015》）各项指标为目标；至2015年底，各项指标得以实现，宣布"东盟社会文化共同体"成立，还明确了"社会文化共同体"为三大核心共同体之一；同时，在原文件的基础上，通过了《东盟社会－文化共同体蓝图2025》（以下简称《蓝图2025》）。《蓝图2025》在《蓝图2015》"以人为本"思想的基础上，提出"以人为本、环境友好和可持续发展的社会文化共同体建设目标"。②

（二）中国－东盟社会文化共同体对"健康相通"理念的呼唤

中国－东盟社会文化共同体建设，其内容可以来自国家间的主流意识形态，来自民间交往的多样文化，来自海洋文明底色或大陆文明底色，来自传统文明的

---

① 中国－东盟卫生合作与发展南宁宣言，中国一带一路网，2019年9月29日，https：//www.yidaiyilu.gov.cn/zchj/sbwj/10397.htm.。

② 王勤主编《东南亚地区发展报告（2016—2017）》，社会科学文献出版社，2018，第13-14页。

延续或现代文明，甚至是宗教文化的人文精神。不过，从中国与东盟各民族文化特性（尤其是宗教）和不同国家的意识形态上看，这些内容的建设并不容易，许多学者也指出了这一点。例如，周士新指出，"东南亚各国的政治制度不仅没有强制影响到宗教，反而往往向宗教做出较多的妥协。在这种情况下，东盟要想形成一种统一的文化战略，实在是一项复杂而艰巨的任务"①。然而，不管是哪个国家哪个民族，都有对最基本的生命健康的诉求，由此产生的关于人体生命活动的思想或价值观，常常可以跨越国界甚至种族藩篱。

2013 年，中华人民共和国国家主席习近平在印度尼西亚国会发表题为《携手建设中国 – 东盟命运共同体》演讲，其中提到了汶川地震时印度尼西亚向中国派出医疗队："2008 年 5 月 12 日，中国汶川发生特大地震，灾区人民急需救援。印尼第一时间向中国人民伸出了援手，派出医疗队赶赴灾区。印尼医疗队抵达灾区后，不顾灾后余震的危险，夜以继日工作，诊治了 260 名灾民，为 844 名居民和 120 名学生提供了义诊。"②印度尼西亚医务人员未必是中医，也未必是传统医学领域的医生，但依然反映了生命健康至上的"人本"价值观，这一价值观是各国元首和人民都认同的。例如，2020 年 2 月 20 日，为应对新冠肺炎疫情，中国和东南亚国家联盟成员国外长在老挝万象举行中国 – 东盟关于新冠肺炎问题特别会议，并发表联合声明，"对因新冠肺炎感染病逝者表示深切哀悼，对患病和受疾病威胁民众致以诚挚慰问"。事实上，从某种意义上来说，这是中国与东盟各国对构建卫生健康共同体的愿望。这蕴含着"健康相通"的愿望，也是"一带一路"之"民心相通"这一世界性文化建设工程发展的必然。"健康相通"理念，早在 2019 年 4 月 22 日推进"一带一路"建设工作领导小组办公室发布的《共建"一带一路"倡议：进展、贡献与展望》中就有体现。文件指出："民心相通是共建'一带一路'的人文基础。享受和平、安宁、富足，过上更加美好生活，是各国人民的共同梦想。"③显然，和平、安宁富足的美好生活的实现，都离不开人的

---

① 周士新：《东盟的文化战略与中国的政策选择》，《教学与研究》2016 年第 11 期，第 81 页。

② 习近平主席在印尼国会发表重要演讲：携手建设中国 – 东盟命运共同体，新华网，2019-10-05，http：//www.xinhuanet.com/world/2013—10/03/C-117591652.htm。

③ 共建"一带一路"倡议：进展、贡献与展望，中国一带一路网，2019-04-22，https：//www.yidaiyilu.gov.cn/ldzd/dejgfld/wjxz/86708.htm。

健康及其发展，这就是"一带一路"所蕴含的"健康相通"理念。

2020年3月2日，面对新冠肺炎疫情世界大流行的严峻形势，习近平主席提出了"构建人类卫生健康共同体"倡议。事实证明，习近平主席这一伟大倡议，不但对世界卫生健康事业发展产生了深远影响，还给"一带一路"文化建设工程带来了新的内涵。作为"一带一路"之"健康相通"文化建设工程的重要组成部分，中国－东盟社会文化共同体也将开展"健康相通"文化建设，为打造中国－东盟卫生健康共同体提供精神力量。

（三）中医人学思想资源服务中国－东盟卫生健康共同体文化建设的现实性

中医人学思想资源服务中国－东盟卫生健康共同体文化建设是有现实根据的。首先，这是约20亿人口对人体生命健康的需要。其次，中医与东盟传统医疗保健已成为命运共同体。[①]目前，东盟各国对中医药呈现逐步放开和认可的态度，具备中医人学思想广泛融入的环境。例如，新加坡对中药及其制品的推崇，泰国将中药作为合法药物进口，越南鼓励中药生产和注册等。最后，这是中国－东盟社会文化共同体对传统医药的认同和需要。《蓝图2015》指出，东盟社会文化共同体的主要目标是"建立一个以人为本，有社会责任感，实现东盟各国人民和国家间团结、稳定和统一的共同体"[②]。这里，"以人为本"的共同体建设，可以从以人体生命健康为中心这一最基本的共识开始。对此，蕴含于中医药文化中的中医人学思想可以发挥积极作用。正如《中国－东盟卫生合作与发展南宁宣言》第八点所宣示的："我们认识到，传统医药在中国与东盟有悠久的应用历史，是中国与东盟各成员国卫生保健体系的重要组成部分，对于疾病的预防、治疗和康复发挥了重要的作用。"[③]

总之，在构建人类命运共同体的背景下，探索中国－东盟卫生健康共同体文化建设的资源，既是"一带一路"之"民心相通"向"健康相通"纵深发展的需要，

---

① 唐红珍、梁晓兰：《加快中医保健文化"走出去"助推"一带一路"建设——以中国与东盟合作为中心的研究》，《东南亚纵横》2018年第4期：第91页。

② 王勤主编《东南亚地区发展报告（2016—2017）》，社会科学文献出版社，2018，第316页。

③ 中国－东盟卫生合作与发展南宁宣言，中国一带一路网，2019年9月29日，https：//www.yidaiyilu.gov.cn/zchj/sbwj/10397.htm。

也是中国－东盟卫生健康共同体维护人民生命安全和身体健康，以及区域公共卫生安全的需要。这些需要在新冠肺炎疫情世界大流行的当下十分突显。正如《中国－东盟关于新冠肺炎问题特别外长会联合声明》中所说的，我们"认识到中国和东盟一直共同应对突发和重大挑战，形成守望相助、患难与共的传统"，我们"决心继续努力，共同应对新冠肺炎疫情及其负面影响"[1]。中医药作为中华文明的杰出代表，可以为中国－东盟卫生健康共同体文化建设提供优秀资源。

本章小结

第一，中医人体生命保养论的内容很丰富，以"天人合一""贵人精诚"和"不治已病治未病"为代表。其核心理论是人体生命辩证法，核心人文理念是"则天法地"。中医对于天地自然宇宙的自觉并从中确立人的生命意义，既可以是一种人文情怀，也可以是一种科学精神。

第二，中医治则内容丰富且独具特色，是以人体为中心的疾病观和诊治观，是以人为中心的生命医治思想。其具体诊治核心是调理阴阳，使之保持或恢复相对平衡，达到"阴平阳秘"状态。

第三，中医人体生命保养论思想不但可以作为建设当代人文精神的资源，还可以成为当代生命健康科学创新性发展的资源。其人文精神可以作为塑造当代医者精神的资源，对这一资源的创新性发展可以创立中医人学新兴学科。中医人学继承和发扬了中医人体生命辩证法。

第四，构建人类卫生健康共同体，中医不应当也不可能缺席，中医人学思想资源服务于中国－东盟卫生健康共同体文化建设可以说明这一点。中医作为构建人类卫生健康共同体的重要力量，不但可以在维护生命、保养生命的临床实践中发挥作用，还可以孕育和助推人类新科学的出现，从而为丰富新时代的辩证唯物主义哲学体系作出贡献。

---

① 孙广勇：《为全球合作抗击疫情树立标杆》，《人民日报》2020年2月21日，第3版。

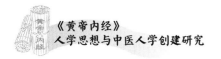
第五章

发扬《黄帝内经》人学优秀思想创建中医人学

要着力推动中医药振兴发展，坚持中西医并重，推动中医药和西医药相互补充、协调发展，努力实现中医药健康养生文化的创造性转化、创新性发展。

不断推进学科体系、学术体系、话语体系建设和创新，努力构建一个全方位、全领域、全要素的哲学社会科学体系。

——习近平

2020年春节前后，中医加入抗击新冠肺炎疫情的战役中，其实践及精神丰富了中医思想的新时代内涵，展现了中医维护生命健康的新时代风貌；同时，中医理论的人学发展趋势和马克思主义人学学科建设的需要也日益突显。这是新时代对中医人学思想创建研究的呼唤。中医药院校具有丰厚和独特的中医人学思想资源，可以根据马克思主义理论学科建设的需要，率先创建中医人学学科，以回应这一时代呼声。中医人学乘此"运"、乘此"气"而来，终将成为构建人类卫生健康共同体的科学武器。中医人学如若成功创建并得以发展，将再次证明中医药是中华文明的瑰宝，能为构建人类卫生健康共同体和人类命运共同体贡献智慧。

一、伟大抗疫精神与新时代对中医人学的呼唤

中医药是中国优秀传统文化的杰出代表，在促进文明互鉴、维护生命健康等方面发挥着重要作用，尤其在疾病的预防、治疗、康复等方面有着独特优势。因此，在抗击新冠肺炎疫情的战役中，中医所焕发的人文光辉是耀眼的。

（一）中医抗疫及其人文精神

中国在抗击新冠肺炎疫情战役的伟大实践中，生动展现了生命至上的价值追求。在这场战役中，中医焕发出了"爱之以纯、治之以真、护之以诚、健之以和"的人文光辉。纯，就是中医对生命敬畏和大爱无疆的纯朴初心；真，就是中医追

求医疗和养生实效的实践准则；诚，就是中医护卫、护理生命的精诚品格；和，就是中医坚持以整体观指导医治和调整身心，使生命完整或无后遗症的健康价值追求。其中，"真"是基础，"纯"和"诚"是核心，"和"是目标，形成四位一体的格局。

2020年2月15日，时值疫情形势严峻之时，中医研究者们发出了自己的声音：中医以调整人体阴阳的偏胜偏衰来恢复人体正气，达到"正气存内，邪不可干"，使人体完成自愈。这是一种自信，正是这种自信塑造了中医"真""诚""和"的人文风貌，以"和"验"真"、因"和"而"诚"，这也是一种以疗效检验理论的中医学追求。正因如此，中医研究者们有信心在打赢新冠肺炎疫情防控阻击战中充分发挥好中医药的作用和优势。这一自信源于中医的"纯朴初心"，而这份"纯朴初心"又源于古老的农耕文明。如今，中医药文明的"纯朴"基因穿越了千百年的时间长河，在中国引领人类实现第四次工业文明飞跃时刻、在打造人类卫生健康共同体伊始，再次焕发生机活力，闪烁耀眼的人文光辉。中医这份"纯朴初心"，实际上是对生命的敬畏，是对健康的美好追求，是数千来中华民族伟岸身躯始终保持青春的原动力。从根本上说，对饱含着贯穿古今"纯朴"基因的中医药的自信，实际上是对人类农耕文明真理的认同。无农耕文明，焉有工业文明？生命不曾诞生，焉有生命进程之辉煌？中医药文明如同生命，始终绵延不绝。

这一人文光辉是"人民至上、生命至上"抗疫斗争精神在中医领域的再现。新冠肺炎疫情防控，是一场保卫人民群众生命安全和身体健康的严峻斗争。在党中央、国务院部署下，先后有300多支医疗队、4.2万多名医务工作者[1]，奔赴武汉、驰援湖北；全国抗疫行动不仅做到了"应收尽收、应治尽治"，而且做到了"应检尽检、想检尽检"，上至108岁的老人，下至出生仅30个小时的婴儿，不放弃一名患者，不放弃任何希望。这些只有在"人民至上、生命至上"伟大旗帜下才能实现。壮哉！我泱泱中华。

在此次抗疫斗争中，国家中医药管理局先后派出5批近800人的专业队伍驰援武汉，其中就有4900余人来自中医药系统[2]。中医人与全国人民一道，用实际

---

① 廖君、屈婷、侯文坤：《团结起来！我们万众一心！——中国抗疫人民力量的生动实践》，《光明日报》2020年4月29日，第1版。

② 颜欢、林芮、赵益普，等：《国际社会积极评价中医药抗疫》，《人民日报》2020年3月24日，第3版。

行动铸就了伟大的抗疫斗争精神，谱写了可歌可泣的抗疫篇章。中国工程院院士张伯礼和首都医科大学附属北京中医医院院长刘清泉主动请缨，组建了第一支中医医疗队伍，筹建了以中医药综合治疗为主的江夏方舱医院。张伯礼院士因劳累过度引发胆囊旧疾，在接受胆囊摘除手术后，写下了"抗疫战犹酣，身恙保守难；肝胆相照真，割胆留决断"诗句。惊天地！泣鬼神！这体现了中医人对生命的敬重，对生命的纯朴爱心，更体现了生命至上，大爱无疆的高尚情操！中国科学院院士、中国中医科学院首席研究员仝小林曾经 3 天跑了 4 家医院，诊治了 80 多名危重症患者，每进入医院，他就直奔 ICU 病房查看患者，应用中医方法治疗危重症患者。[①]他们都展现了中医人"纯""真""诚""和"的伟大情怀。

院士如此，普通医生亦如此。2020 年 1 月 24 日农历大年三十，一名来自广西中医药大学的普通医生毅然写下请战书，强烈要求支援湖北抗疫一线，他说，"为国而战，为民而战，就是我辈的担当和使命，就是我们的光荣"。随后，他来到湖北十堰最偏远、医疗条件最差的县。在那里，他完成了中医人的抗疫斗争使命，荣获"全国卫生健康系统新冠肺炎疫情防控工作先进个人"称号[②]。这就是这位医生的初心、选择、行动和成就。他是千千万万普通中医人谱写"纯""真""诚""和"动人乐章的代表。一个人的英雄本色由在沧海横流中的行动和奉献所赋予，而非由其出生、肤色、民族、地位或资历所决定。

因为对人类怀有一份纯朴而无功利的仁心，如其他医务工作者一样，中医人争做"最美逆行者"，大爱无疆；因为相信积淀数千年的技术，中医人始终坚信自己的辨证论治能够驱走病毒，救死扶伤；因为对所有患者皆诚心相待，所以中医人能够抚平患者的心灵创伤，赢得尊重；因为能给患者高质量的诊治康复、卫生保健等服务，所以中医人有突出贡献，大放异彩。

（二）中医理论在与重大传染病斗争中飞跃发展

2020 年，中国人民书写了人类与重大传染性疾病斗争的又一伟大篇章。在这场关乎中国人民健康命运、关乎人类健康命运的抗疫战役中，中医何以能焕发出耀眼的人文光辉？这是因为有历史的积淀。

---

① 王君平：《中医治重症，为啥疗效好？》，《人民日报》，2020 年 4 月 26 日，第 4 版。

② 《我校陈平副主任医师荣获"全国卫生健康系统新冠肺炎疫情防控工作先进个人"称号》，广西中医药大学新闻网，2020 年 3 月 6 日，http://www.gxtcmu.edu.cn/Item/27622.aspx。

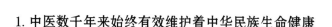
1. 中医数千年来始终有效维护着中华民族生命健康

著名中医教育家、中医思想家任应秋先生说："我国属于多民族、多人口的国家，几千年来就是靠中医学维持其繁衍昌盛，这就客观地证明了中医学的现实意义。"①英国皇家医学会院士马伯英先生指出："中国人民之所以能够生衍繁殖，日益兴盛，当然有许多原因，但卫生保健事业所起的作用必是其中重要原因之一。这方面首先应归功于中医。"②邓铁涛先生也指出，中国"几千年来，从未出现过像欧洲那样，一次疫症流行，死亡人数达一二千万者"。③这些，无疑有着中医的伟大功勋，例如，1894年的鼠疫大流行，据记载有10万人死于鼠疫，中医在当时是主要的医疗力量。④如今，进入21世纪第三个十年之际，在抗击新冠肺炎疫情的战役中，中医不断践行其拯救生命的无私仁心，不断验证其辨证论治的卓著仁术。截至2020年3月23日，在新冠肺炎确诊病例中，有74187人使用了中医药，占91.5%；其中湖北省有61449人使用了中医药，占90.6%。临床疗效观察显示，中医药总有效率达到了90%以上。⑤事实证明，中医药为新冠肺炎疫情防控作出了突出贡献，中国工程院党组书记、院长李晓红将中医药的成效总结为：一是改善疾病初期症状；二是减少轻症向重症转变；三是通过中西医结合缩短病程，提高救治质量；四是帮助患者康复，提高生活质量。⑥

2. 中医理论在应对重大传染病中不断发展和完善

一部中国抗疫史，就是一部中国人民与重大传染性疾病作斗争的历史。而中医在与重大疾病作斗争时，常常伴随着理论的飞跃。历史上，中医理论有三次发展高峰。第一次是秦汉时期辑成的《黄帝内经》，奠定了中医理论体系的基础，这事实上是对此前防疫治病等维护中华民族生命安全与卫生健康经验的大总结。

① 王永炎、鲁兆麟、任廷革主编《任应秋医学全集》卷十，中国中医药出版社，2015，第5439页。

② 马伯英：《中国医学文化史》下卷，上海人民出版社，2010，第621页。

③ 邓中光：《邓铁涛新医话》，中国医药科出版社，2014，第250页。

④ 金小洣：《当代岭南医学流派与名家学术传承研究》，博士学位论文，广州中医药大学中医临床基础学院，2010，第7页。

⑤《国际社会积极评价中医药抗疫》，《人民日报》，2020年03月24日，第3版。

⑥ 李晓红：《让中医药为维护人类健康发挥更大作用》，《人民日报》，2020年05月14日，第9版。

第二次是东汉时期，中医在与大型疫症作斗争的过程中，产生了张仲景的《伤寒杂病论》，中医方法论体系由此成熟。第三次是清代，中医在与瘟疫作斗争的过程中，产生了王孟英的《温热经纬》、吴鞠通的《温病条辨》等杰作，确立了卫气营血、三焦辨证等辨证方法，温病学在理论证治上形成了完整体系。近现代，中医理论又在与疾病斗争中得到发展。20 世纪 50 年代，中医在抗击乙型脑炎流行中，展现了它服务新社会的实力。在 2003 年抗击"非典"中，中医药取得了显著成就，邓铁涛先生评价说："这再次证明了中医药在保障人类健康中的作用，以及应付突发事件的能力。"[1] 由此，激发了新时代人们对中医理论发展的新探索。

历史上中医有恢宏的理论学说和精湛的辨证方法论，前者如五行阴阳学说、运气学说、藏象学说等，后者如六经辨证、八纲辨证、脏腑辨证、运气辨证、三因辨证、经络辨证、卫气营血辨证、三焦辨证等，那么在当代这些理论和辩证方法可不可以、需不需要统一发展？显然，对这些问题进行回答和解决，将推动中医理论发展至新的高度和深度。目前，从中医内部来说，已经出现了不少新的理论构想。例如，在 2003 年中医抗击"非典"后，国医大师陆广莘先生从宏观层面提出了"未来医学四论"。这一理论认为，21 世纪医学发展的趋势是：从生物医学前进上升为人类医学，从疾病医学前进上升为健康医学，从对抗医学前进上升为生态医学，从化学层次寻求物质基础的医学观前进上升为从生命层次寻求自组织演化调节的医学观[2]。此外，还有山东中医药大学祝世讷教授借助于复杂性理论所进行的中医系统论研究，这一理论着重以现代科学在 21 世纪的最新发展，特别是系统科学和复杂性科学的发展，来论证和阐明中医基本原理。[3] 在我看来，探索发展中医理论还可以有另外一种新角度和新目标，就是从马克思主义哲学体系建设的角度研究中医理论和实践成果，从而创建新的学科或学说，以服务人类新时代的卫生健康事业、文化建设及哲学建构。这方面，虽然已经有前期基础，例如张其成教授的中医哲学研究，程雅君博士的中医哲学史研究。但是从辩证唯物主义哲学发展的前沿成果看，尤其是中国马克思主义哲学家们正式创立辩证唯物主义人学后，以之作为研究武器的，目前仍是空白。然而，这在当前显得尤其重要

---

① 邓中光主编：《邓铁涛新医话》，中国医药科技出版社，2014，第 195 页。

② 陆广莘：《国医大师陆广莘》，中国医药科技出版社，2011，第 113 页。

③ 祝世讷：《中医学原理探究》，中国中医药出版社，2019 年。

和意义重大。一方面，借助全球抗疫斗争的现实需要，此研究可以急时代之所急，促进中医理论创造性转化和创新性发展，从而服务人类卫生健康共同体的构建，以及新时代文化的建设和新时代哲学体系的建构；另一方面，此研究符合中医理论发展的内在逻辑，即邓铁涛先生所言"中医是以人为本的医学"[1]，可以助推中医理论形态发展迈向新阶段。

（三）继承中医人体生命辩证法思想的科学精神

以《黄帝内经》为代表的中医人体生命辩证法思想，在中国医学史上的内涵是不断丰富和深化的，在当代仍然闪烁着科学文化精神的光芒，值得在当代继承和发扬。

1."其言有征，验之事不忒"的优秀思想

传统生命健康学说的发展，需要与生产力和生产关系的变化相一致，与人类文明同步。如何做到呢？根本的路径就是习近平总书记所提出的创造性转化与创新性发展。对于中医来说，就是既要传承和守正优秀的思想和理论，又要在现代科学精神基础上创造性转化和创新性发展。对于现代科学技术体系的发展来说，有了习总书记这一"双创"方针，就可以应"以民为本、生命至上"伟大抗疫精神而创建一门继承并发扬中医优秀思想的新科学——中医人学。这门新科学，将为构建人类卫生健康共同体提供科学支持，减少构建过程中的杂音、混音、扰音、乱音，增强积极性共识，实现以构建人类卫生健康共同体为契机，推动人类命运共同体尽早建成的人类新时代伟大梦想。总之，中医人学是实事求是的知识体系，是一门科学，其基本要求正如唐代医家王冰所言"其言有征，验之事不忒"。这也是中医人学对"科学"的基本理解。那么，这一"科学"的根据又是什么呢？这可借助邓铁涛先生的话来回答，他说："中医理论为什么能持续发展。……这个问题，毛主席给我们以指导，原来中医学能持续发展，所走的是'实践论'之大道。"[2]邓铁涛先生的观点也符合中医人学，即中医人学的科学根据就是实践。

2."以理身绪余治天下"优秀思想

"以理身绪余治天下"这个命题，载于宋代林亿撰写的《重广补注黄帝内经

---

[1] 邓中光主编：《邓铁涛新医话》，中国医药科技出版社，2014，第31页。

[2] 同上，第36页。

素问序》。将这一命题转化为当代哲学术语表达就是：遵循天人和谐关系原则，用整体的观点和系统的思维发展生命健康之学，助力构建人类卫生健康共同体和人类命运共同体。这也是中医人学的方法论和价值观，与马克思主义哲学所论及的全人类利益的观点是一致的。例如，黄枬森先生说，"我们认为，如果我们能树立全球利益的观点或全人类利益的观点，国家间、民族间的矛盾是不难妥善处理的""把全人类利益摆在第一位是完全符合马克思主义的"①，以及"社会主义制度是最有利于发扬这种思想的，两种制度的存在不妨碍发扬这种思想"②。这正是在构建人类卫生健康共同体和人类命运共同体伟大征程中，中医人学所确立的创建思路和价值取向。

近代著名学者王国维先生曾说："哲学上之说，大都可爱者不可信，可信者不可爱。余知真理，而余又爱其谬误。"可爱者，人文也；可信者，科学也。在马克思主义哲学看来，真理性科学是人文性光辉的前提，由此，人文与科学可以得到统一。诚如黄枬森先生所言："科学也可以成为信仰，也有美的属性，但科学的基础、本质是真，科学的首要特征是真，然后才是新以及其他。"③中医人学的追求，既是一种科学的追求，又是一种维护人类生命安全与卫生健康的实践，因此，它必然是可信的，也必然是可爱的。2020年，中国在抗击新冠肺炎疫情中所展现和证明的，不正是这样吗？中国之所以能在较短时间内取得重大战略成果，最先取得重大阶段性胜利，不断创造世界奇迹，从精神根源上说，就是坚持并贯彻了具有科学性的"以民为本、生命至上"伟大抗疫斗争精神。反观不少西方国家在抗疫过程中出现的问题，甚至有的国家为了给自己抗疫失败找借口而"甩锅"给中国，不正是因为他们所举的人文旗帜是虚伪的缺乏科学性的吗？正如《人民日报》所指出的，"面对生死攸关的疫情，美国一些政客不是敬畏人民、尊重生命，而是想方设法谋取政治私利""新冠病毒无关意识形态，疫情防控需要尊重科学。但纵观美国的抗疫过程，却是科学让位于政治、人命让位于私利"。④因此，

① 黄楠森：《人学的科学之路》，郑州：河南人民出版社，2011年，第37页。

② 同上，第38页。

③ 黄枬森：《谈谈哲学社会人文科学创新的几个问题》，《黄枬森文集》第七卷，北京：中央编译出版社，2016年，第236页。

④ 任平：《疫情暴露美国民主实质》，《人民日报》2020年5月26日，第3版。

我们有理由相信，中国在抗疫斗争中再次熔铸的具有历史唯物主义科学性的"以民为本、生命至上"伟大精神，必将成为引领构建人类卫生健康共同体和人类命运共同体的伟大旗帜。

（四）新时代人类呼唤生命健康新科学

2020 年全球进入抗击新冠肺炎疫情时代，世界各国人民深深地体会到构建人类命运共同体不仅仅是理念和口号，更是当下的重要任务。在这一历史时刻，思考中医，探索生命奥秘，推进中医理论发展，形成新的生命与健康科学，为打造人类卫生健康共同体作出贡献，是新时代全球哲学家们的使命。

1. 中医人学因应中医学与人学的呼唤而来

近百年来，中医自主性发展、中医西学化发展和中西医结合发展是最主要的三大主张或学派。目前，在实践上，中西医结合发展是主导性的；在学理上，三者都不同程度地在为自己的主张激烈辩论。这样的争鸣局面，客观上促进了中医理论纵深探源和横向拓展，中医人学也应运而生。不过，新兴的中医人学，并不与此三者并列，也并不属于其中的哪一种。其一，从学科形态而言，中医人学是一般，这三种主张的相应学科是特殊，一般寓于特殊之中；其二，从学科属性而言，中医人学是从属于人学的社会科学，这三种主张的相应学科都属于自然科学。从中医人学的研究对象看，它是以研究人的生命力与人的健康发展关系为对象的科学。所谓生命力，是指处于天人关系中的人体结构功能及其整体活动能力，亦指人在实践活动中的生存能力；所谓健康发展，是指人类社会实践活动对人体的需要程度，以及人自觉掌握这一程度以适应自身整体功能态的过程。

因此，根据建设现代科学技术体系和构建新时代哲学社会科学体系的要求，以中医学理论为初始内容所创建的中医人学，具有超越中医理论的意义。它是一门独立的学科，虽然表现出自然科学与社会科学交叉的特征，但是它归属于马克思主义人学（辩证唯物主义人学，简称人学），所以称为马克思主义中医人学（辩证唯物主义中医人学，简称中医人学）。

2. 中医人学因应中国抗疫实践的科技创新呼唤而来

坚持科技创新及其相应学说的科学性，是 2020 年中国抗疫斗争对创建中医人学的启示。一方面，新冠肺炎疫情暴发伊始，习近平总书记就提出了"坚定信心、同舟共济、科学防治、精准施策"16 字疫情防控工作总要求，并于 2020 年 3 月 2

日明确，"人类同疾病较量最有力的武器就是科学技术，人类战胜大灾大疫离不开科学发展和技术创新"①。据此，中国医学及健康领域的广大工作者，通过科学的方法成功分离首株病毒，率先完成病毒基因测序，快速研发出检测试剂盒。另一方面，中医在抗疫斗争中的有效性和积极成果，顺应了中医科技创新的发展规律。对此，张伯礼院士曾在一次报告会上进行了总结和评价，他说，中医药"首次大范围有组织的早期干预，首次全面管理一个医院，首次接管病区，首次中西结合、联合巡视和查房，首次在重型、危重型患者救治中形成以中药为特色，中西结合的救治方案，成了中医药传统创新的一次生动实践"②。

再从具体实践看，在抗疫斗争中，中医主动作为，古法新用。例如，北京中医药大学支援湖北医疗队进入湖北省中西医结合医院重症 ICU 病房时，发现传统的望闻问切作为中医临床收集数据的主要手段，在危重症 ICU 病房很难达到理想的效果。总领队、附属北京中医药大学东直门医院党委书记叶永安说："在传统的脏腑辨证、卫气营血辨证不足以获得更多信息的情况下，我们综合五运六气理论、三部九候诊法以及临床客观检查指标，精准评估患者的病情。"有记者评论到："叶永安古法新用，在颈动脉、踝关节拿脉，灵活采用脏腑辨证及卫气营血等理论，为患者遣方用药。"③事实上，新中国成立以来，中医科技创新得到大力提倡，既产生了辉煌成果，也形成了新社会的中医科学精神。例如，中国中医科学院终身研究员屠呦呦带领团队成功提取青蒿素，为人类带来了一种全新结构的抗疟新药，为人类抗击疟疾提供了有效"武器"，挽救了全球数百万人的生命。④由此，她荣获诺贝尔奖，荣获国家最高科学技术奖。有专家评价到："她的身上有着超越常人的执着精神。这是科学家最重要的品质。"⑤

---

①《协同推进新冠肺炎防控科研攻关 为打赢疫情防控阻击战提供科技支撑》，《人民日报》2020 年 3 月 3 日，第 1 版。

②王玮、姜晓龙：《张伯礼：历史上我们打了 500 多次抗疫战争，这次是最漂亮的一次》，北方网，2020 年 5 月 13 日，http://news.enorth.com.cn/system/2020/05/13/050082242.shtml。

③王君平：《中医治重症，为啥疗效好？》，《人民日报》2020 年 4 月 26 日，第 4 版。

④王君平：《但愿屠呦呦不是孤峰》，《人民日报》2017 年 1 月 20 日，第 19 版。

⑤罗朝淑、张盖伦：《四十六年坚守，她赢得了世界喝彩》，《科技日报》2015 年 12 月 11 日，第 1 版。

3. 中医人学因应全球抗疫精神和科学需要而来

抗击新冠肺炎疫情以来，中国艰辛的行动及其取得的卓著成效，为打造人类卫生健康共同体贡献了经验、方案和智慧，这些事实已经成为人类卫生健康共同体的组成部分。其中，两个事实是极为显著的。

一是，诞生于中国的"以民为本、生命至上"伟大抗疫斗争精神已经成为人类新时代强音，具有世界意义。2020 年 3 月 18 日，习近平主席在第七十三届世界卫生大会视频会议开幕式上发表题为《团结合作战胜疫情　共同构建人类卫生健康共同体》的讲话，强调中国坚持以民为本、生命至上，始终秉持人类命运共同体理念，既对本国人民生命安全和身体健康负责，也对全球公共卫生事业尽责。[1] "以民为本、生命至上"精神在 2020 年 4 月 14 的《东盟与中日韩抗击新冠肺炎疫情领导人特别会议联合声明》也有反映，例如第八条"致力于保护受疫情影响人员的尊严、健康、福祉和安全，确保他们得到公平对待和有效救治"。[2] "以民为本"的"人民"含义，也为国外学者所解读。例如，德国病毒学家德罗斯滕说，我们确实要向中国学习经验，感谢中国政府和有奉献精神、集体主义思想的中国人民。[3]

二是，人类抗击重大传染性疾病需要科学。2020 年 3 月 26 日《二十国集团领导人应对新冠肺炎特别峰会声明》承诺："积极分享并利用数字技术和创新，推动科学抗疫。"[4] 此外，世界卫生组织卫生紧急项目执行主任迈克尔·瑞安也表示，对新冠病毒来源的相关调查对防止疫情卷土重来非常重要，但是对病毒来源的调查需要"以科学为中心"，让科学家主导[5]。2020 年 5 月 18 日，为响应 16 名国际卫生法学家在英国医学期刊《柳叶刀》的正确发声，《人民日报》也发文指出，

---

① 习近平：《团结合作战胜疫情　共同构建人类卫生健康共同体——在第 73 届世界卫生大会视频会议开幕式上的致辞》，《人民日报》2020 年 5 月 19 日，第 2 版。

②《东盟与中日韩抗击新冠肺炎疫情领导人特别会议联合声明》，《人民日报》2020 年 4 月 15 日，第 2 版。

③ 任仲平：《风雨无阻向前进——写在中国人民抗击新冠肺炎疫情之际》，《人民日报》2020 年 5 月 18 日，第 2 版。

④ 同③。

⑤《世卫组织称病毒来源调查要"以科学为中心"》，《人民日报》2020 年 5 月 6 日，第 3 版。

"相信科学、依靠科学，人类方能在与病毒的斗争中赢得未来"。①

总之，新冠肺炎世界大流行给人类带来巨大灾难，打造人类卫生健康共同体开始成为人类迫切需要，这催生了中医人学。中医人学作为一门科学，将如同爱因斯坦所言："科学的不朽荣誉，在于它通过对人类心灵的作用，克服了人们在自己面前和在自然界面前的不安全感。"《人民日报》引用此语并总结到：当相信科学、依靠科学、使用科学蔚然成风，我们应对风浪侵袭就有了理性的"压舱石"。②中医人学将以成为人类卫生健康共同体的理性"压舱石"为己任。

二、中医人学的定义及其创建意义③

根据时代的命题和学科研究的规律对中医人学进行定义：是通过研究人的生命力与人的健康发展关系，来揭示人的本质及其发展规律的科学。中医人学产生于马克思主义人学与中医学交叉之处，表现出社会科学与自然科学交叉的特点。它以辩证唯物主义为根本方法，是马克思主义人学的分支学科，根本上属于哲学社会科学。中医人学的远大使命，在实践上，促进人之生命力与人之健康发展的和谐关系，满足人们对生命安全和身体健康的美好生活需要；在理论上，探究人的本质及其发展规律，为人类的美好生活需要奠定哲学基础。这一学科目前还未建立，它需要马克思主义理论、哲学、人学、数学、历史学、医学（中医学）、生命科学、健康科学、生物化学、物理学、宇宙学等多学科、多领域科研工作者联合攻关，需要各单位、各部门大力支持。

相应地，中医人学创建研究是指，基于马克思主义人学的理论体系，以中医理论及其知识为工具，从马克思主义理论学科建设、中医院校思想政治教育、高校马克思主义学院特色化建设和国内外传统医药教育等现实需要出发，研究人类命运共同体时代人的生命力和健康发展关系相关的问题，为马克思主义理论学科建设提供思想性和理论性资源，为最终创建中医人学奠定基础。中医人学创建研究，既是马克思主义中国化二级学科下的研究领域，也是思想政治教育二级学科下的

---

① 任平：《以科学精神抵制"政治病毒"》，《人民日报》2020年5月18日，第4版。

② 钟华论：《在民族复兴的历史丰碑上——2020中国抗疫记》，《人民日报》2020年5月11日，第6版。

③ 岑孝清：《面向人类卫生健康共同体的中医人学创建研究》，《山西高等学校社会科学学报》2022年第1期。本书有修改。

研究领域。它要回答的问题，包括中医人学有什么样的思想史资源？中医人学是如何认识人和看待人的，其认识有何特点，对人的发展规律有何发现？中医人学对人体的研究包含什么样的内容，有何现实意义？中医人学的研究对象、内容及体系如何？中医人学在马克思主义理论学科和哲学体系中的地位如何？中医人学如何赋予思想政治理论特色，如何促进马克思主义学院的特色化建设，如何引领人的生命力与健康发展研究？学科平台与科研资源应当如何？等等。

中医人学的创建研究有何意义呢？这一学科的创建研究，有占据中医学与马克思主义人学交叉研究制高点，开拓马克思主义中国化二级学科新领域，夯实一级学科马克思主义理论学科基础的现实意义；有形成具有学科特色和广泛影响的马克思主义理论创新成果，为新时代高校思想政治理论课提供思想性和理论性资源，从而建立起坚实的思想政治理论学科支撑体系的现实意义；是推动中医院校马克思主义学院创新性发展和特色化建设的重要途径。

（一）占据学科交叉创新研究的制高点

国务院学位委员会《关于进一步加强高校马克思主义理论学科建设的意见》（学位〔2012〕17 号）要求："新形势下深入推进马克思主义理论学科建设，需要进一步提升学科建设质量，凝练学科研究方向……"对此，中医院校应当如何落实？答案是：占据自然科学与社会科学交叉创新研究制高点。

在当代，交叉科学已成为现代科学发展的主要趋势。1985 年，著名科学家钱学森、钱三强和钱伟长等就曾对交叉科学有所展望，提出了"迎接交叉科学的新时代"的观点[1]。2019 年 9 月中国科学院院士、国家自然科学基金委员会主任李静海指出："21 世纪过去 18 年的诺贝尔自然科学奖中，学科交叉成果的比例已经由 20 世纪的 20% 上升到 40% 以上。各种学科交叉研究机构不断涌现，传统的学科布局和科研组织模式已经不能适应科学技术的发展，必须引起我们高度的重视，并采取措施。"[2]而中医学的现代化之路，始于 20 世纪 80 年代，其理论研究更是与现代科学技术体系紧密相连，哲学与中医学交叉研究也随之开始。

如今，在医学领域，整合医学、全科医学、时间医学、智能医学、心理医学

---

[1] 钱学森：《交叉科学：理论和研究的展望》，钱伟长：《交叉科学与科学家的社会责任》，钱三强：《迎接交叉科学的新时代》，《机械工程》1985 年第 3 期。

[2] 李静海：《中国科学技术发展应重视的几个问题》，《中国科学院院刊》2019 年第 10 期。

以及其他新兴医学，之所以有前沿性和引领性，大都因其具有跨学科或学科交叉的特点，不过，它们最终归属于自然科学。在中医学领域，也有不少具有交叉或跨学科特征的新兴医学，如心身医学、未来医学、治未病学、中医整合医学、中医人类学、中医哲学等，但除中医人类学和中医哲学具有鲜明的人文科学属性外，其他都倾向于或最终归于自然科学。立足于人文科学并归属于非自然科学的是中医人类学属于人类学，而不是马克思主义人学。值得重视的是，近年来，中医学理论界的学者们提出了"中医是人学"的命题，只是学者们还没有自觉或无意于立足哲学社会科学，也还没着意于建立学科体系。这样看来，立足于中医学并以人为研究对象的社会科学，目前还没有建立。上述关于中医学的新兴学科，许多都表现出与社会科学交叉的迹象，有发展为社会科学的可能，但基本上还未占据交叉创新研究的制高点。在构建中国特色社会主义哲学体系进程中，制高点应当是对构建哲学社会科学体系具有重要意义的社会科学与自然科学的交叉领域，即处于人类现代科学技术体系中的哲学分支与某门自然科学的交叉。

"某门自然科学"指的是什么呢？中医学是很值得考虑的。虽然中医学根本上属于自然科学，但是它有着显著的辩证法思想和整体性思维，并以"天人合一"这一处理人与自然关系的方法论独步于其他医学。20世纪50年代，著名哲学家任继愈先生就高度关注中国哲学与中医学的关系，他曾说："中国哲学的出路在于中医学，中医学的出路在于中国哲学。"[1]这种关系反映在现代科学体系中，就是哲学与中医学交叉研究的趋势。事实上，在哲学与中医学交叉研究方面，任应秋先生在20世纪80年代初也曾提过，他说："对中医学的研究，很需要有哲学工作者的支援。不深透地弄懂中医理论中的哲学问题，就难于把握中医学本身。而且，最为重要的是只有在现代哲学科学和现代科学方法论的帮助之下，才有可能弄清中医与西医的根本区别所在，中医学与其他有关学科的关系，以及中医学在认识人体和整个自然界时所采取的特殊方法的本质，也才有可能在多种有关学科的配合之下，逐渐摸索出一条切实可行的使中医学走向现代化的途径。"[2]

---

[1] 王琦：《中医理论与临床思维研究》，中国中医药出版社，2012，第43页。

[2] 黄广平：《〈内经〉的哲学和中医学的方法述要》，《现代中医药》1988年第3期，第10页。

（二）拓展马克思主义中国化学科领域，增强思想政治理论教育学科特色，夯实马克思主义理论学科基础

上述，任继愈先生是从哲学发展的角度看的，而任应秋先生也高瞻远瞩地看到了中医学与哲学的交叉研究趋势。不过，对于新时代的中医院校来说，可以在中医学与马克思主义理论学科之间寻找和确立自然科学与社会科学交叉研究的制高点。一方面，自然科学研究是中医院校的显著优势，其成果是社会科学研究的丰富资源；另一方面，中医院校都有这个时代不可或缺的马克思主义学院，以及以辩证唯物主义为核心的马克思主义理论学科。

近年来，马克思主义理论学科建设已被提到了前所未有的高度，而高校是重要的学科建设平台。2017年，教育部关于印发《高等学校马克思主义学院建设标准（2017本）》的通知（教社科〔2017〕1号）就提出：高校马克思主义理论的科学研究，要"紧紧围绕马克思主义理论一级学科及其所属二级学科开展科研，从整体上研究马克思主义基本原理和科学体系"。对此，专家们给出了许多建设性意见。例如，就其学科布局和特色化建设方面，国务院学位委员会马克思主义理论学科评议组召集人、中国人民大学教授张雷声强调，马克思主义理论学科发展"已到了加强学科布局的合理性、突显学科特色、加强学科规范发展和开放发展的紧要关头"[1]。就其内容建设方面，全国高校马克思主义理论学科研究会副会长、复旦大学教授顾钰民指出："在新时代改革开放再出发的前进道路上，要对马克思主义理论学科内涵和重点内容做出新的拓展。"[2] 根据文件精神和专家学者们的意见，我以为，对于中医院校来说，可以通过创立中医人学，从拓展马克思主义中国化领域和增强思想政治教育特色两个方面，发展马克思主义理论学科。即便这一学科最终未能创立，其创建研究过程及相应成果，也可以丰富马克思主义中国化的内容，实现中医院校思想政治理论教育的特色化。总之，无论该学科最终能否创立，都能起到夯实马克思主义理论学科基础的实际作用。

---

① 张声雷：《站在新的历史起点上建设马克思主义理论学科》，《理论与改革》2019年第3期，第2页。

② 顾钰民：《新时代马克思主义理论学科内涵和重点内容的新拓展》，《理论与改革》2019年第3期，第5页。

1. 从马克思主义中国化二级学科看

国家的需要、专家们的意见，都是中医院校建设马克思主义理论学科的良机和良策。事实上，新中国成立以来中医哲学思想发展规律表明，创立中医人学以拓展马克思主义中国化新领域的机遇来了。

新中国成立以来，马克思主义与中医药事业具体实践相结合，中医人体生命辩证法思想与辩证唯物主义相互呼应，谱写了七十多年来中医哲学思想发展的内在旋律，而中医人体生命辩证法思想事实上就是马克思主义中国化的内容。研究中医人学，也就是研究马克思主义中国化的成果；而中医人学的创立，也就是拓展马克思主义中国化的学科领域。此外，中医人学内容不但可以赋予马克思主义理论中国特色，还可以起到夯实这一学科基础的作用。

从研究对象看，中医学与马克思主义人学研究，都共同面临人的问题，因此，在两者之间创立中医人学是有内在根据的。更深入地看，这一新兴学科对人学理论纵深发展有积极作用，因为作为自然科学的中医学与作为社会科学的马克思主义人学的交叉处蕴含着人的根本问题。如果说马克思主义人学研究和回答的是人是什么，那么中医人学研究和回答的就是处于社会和自然界两大环境中的人的生命力和健康发展如何？也就是说，中医人学通过对人的生命力与人的健康发展关系进行研究，从而揭示人类命运共同体时代人的本质及规律。同时，由于中医人学的辩证法思想与马克思主义中国化的辩证法思想在根本上是一致的，因此，这门学科还可以作为马克思主义中国化二级学科之下的三级学科。不过，目前马克思主义理论还没有开设三级学科，因此，中医人学可先定位为马克思主义中国化的新方向、新领域。

2. 从思想政治教育二级学科看

近年来，如何使新时代思想政治教育内容在中医药行业和中医药人才培养中落地生根，是中医院校教育教学的焦点，也是中医院校重要的研究课题。中医人学创建的根据之一就是为了迎合这一现实需要。中医人学可以在创建研究的过程中确立自己的性质和内涵，从而逐步承担现实使命。从实际情况看，中医院校的思想政治教育要取得实际成效，真正让崇高的、抽象的思想政治内容在中医学生的心中播种和扎根，那么挖掘和研究中医人学思想，从而丰富思想政治教育内容和建立坚实的思想政治理论课学科支撑体系，是一条重要途径。

此外，既然中医人学是与思想政治教育实践相结合的，是在中医院校进行的，是为中医药院校思想政治教育落地服务的，是夯实思想政治理论课学科支撑体系的研究及实践，那么开展中医人学创建研究，并将研究成果融入中医院校思想政治教育之中，使思想政治教育彰显特色，显然是新时代中医院校思想政治教育特色化建设所需要的。

3. 推动马克思主义学院创新性发展和特色化建设，助力中医院校综合发展

中共中央、国务院《关于加强和改进新形势下高校思想政治工作的意见》（中发〔2016〕31号）文件指出，"要加强高校马克思主义学院建设""深入实施马克思主义理论研究和建设工程""推动中华优秀传统文化融入教育教学"。《教育部等八部门关于加快构建高校思想政治工作体系的意见》（教思政〔2020〕1号）也提出，要"重点建设一批提高大学生思想道德修养、人文素质、科学精神和认知能力的公共基础课程"。包括中医院校在内的全国高校，在全面落实文件精神上都用足了力气，尤其是在挖掘中医药文化资源，以之作为特色元素编写辅助教材，进行课堂教学和网络课程建设等方面。然而，通过创建新学科的方式落实文件内容，目前尚未出现。在2019年，广西中医药大学注意到了这一点并行动起来。

第一，推动马克思主义学院创新性发展及特色化建设。

2016年以来，全国各高校都因应形势需要，大力建设马克思主义学院，尤其是2019年3月18日以后，出现了前所未有的争抢思想政治理论课教师的局面。随之，如何做大、做强和做出有特色的马克思主义学院成了各高校的重大课题。那么，中医院校的马克思主义学院，如何才能开创思想政治理论课特色化建设的新局面？如何才能实现从"文化马院"向"科学马院"转变？如何才能在全国高校马克思主义学院建设中脱颖而出？对此，中医院校必须另辟蹊径，高起点谋划。

现今，全国中医院校马克思主义学院建设的优秀成果基本上集中于各种社科基金的获得以及通过对地方医药文化资源的挖掘，丰富思想政治理论课程内容，激活教学课堂，拓展第二课堂。但是，在如何通过创新学科，拓展马克思主义中国化学科，从而夯实马克思主义理论一级学科基础这方面还未引起各大中医院校的重视。2019年下半年，广西中医药大学马克思主义学院曾讨论其办院宗旨，当时我曾提出，应当将"科学创新"列入其中。"科学创新"特指中医人学的创建，因为学院率先在全国范围内创设了中医人学研究室，率先提出中医人学和辩证唯物主义中医人学的概念，并开始试探性研究。"科学"在日常用语中被视为自然科学，广西中医药大学马克思主义学院如果能以"科学"为宗旨，并加以建设，则将会形成区别于其他中医院校马克思主义学院的特色。进一步说，如果"科学创新"这一理念能在学院确定并贯彻，则将有可能突破中医院校马克思主义学院中医药文化特色化建设阶段，率先进入中医院校马克思主义学院学科性特色化建设新阶段，成为新时代中医院校马克思主义学院特色化建设的引领者。当然，这一定位及其特色化建设战略，将会比中医药文化特色化建设艰难，因为它是突破性的，其深远意义只能在未来显示出来。

第二，助力中医院校的综合性建设与发展。

教育部、国家卫生健康委员会、国家中医药管理局所颁发的《关于加强医教协同实施卓越医生教育培养计划 2.0 的意见》（教高〔2018〕4 号）指出，要落实"全面加强德医双修的素质能力培养"改革任务和重点举措。《教育部等八部门关于加快构建高校思想政治工作体系的意见》（教思政〔2020〕1 号）强调："医学类专业课程要注重加强医德医风教育，注重加强医者仁心教育，教育引导学生尊重患者，学会沟通，提升综合素养。"在这方面，广西中医药大学的建设颇有代表性，在其"十三五"规划中就提出，要着力建设"学科内涵提升工程"，希望在未来建设成区域一流综合性中医药大学。从中医人学创建的意义及其可行性和预期成果看，中医人学的创建研究，可以从四个方面助力学校的建设与发展。一是赋予学校中医药文化建设的新内涵，发扬传统中医人文精神，为"建设一流医学专业，培养一流医学人才"提供科学思想和人文精神支撑；二是开拓马克思主义理论学科建设新领域，推进思想政治教育理论课特色化建设，提高马克思主义学院发展水平，从整体上提升学校软实力；三是在自然科学与社会科学交叉研究领域，形成中医人学"品牌"，彰显学校在哲学社会科学方面的创新力量和新时代形象；四是谱写中医院校科研"倒逼式发展"和"创新驱动发展"新时代篇章，赋予民族地区高校科研管理机制创新性发展的新时代内涵，从而为民族地区科研发展，适应新时代国家整体科研水平作出贡献。

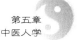

三、中医人学创建研究的可行性、规划和措施 ①

中医人学的创建，顺应了中医人学理论发展的趋势，符合马克思主义人学学科建设方向。对于中医院校来说，有科技处、社会科学联合会部门或机构作为组织保障，有马克思主义学院作为可靠的落实单位，有科研人员的价值自觉和坚定信念。因此，在中医院校中率先进行中医人学的创建研究是可行的。

（一）新学科顺应理论发展趋势，符合学科发展方向

中医人学的创建顺应医学及中医学理论发展趋势，符合马克思主义人学学科发展方向。

2015 年屠呦呦荣获诺贝尔奖，开启了中医自主传承与创新发展的新征程。在新征程中，中医理论发展的趋势其实就是中医人学的发展趋势。对此，中医理论学界已经有了自觉。例如，中国中医科学院中医基础理论研究所创始人陆广莘先生说："医学，根本上是人学！"② 这一呼吁，在中医学界得到较为普遍的认同。中国工程院院士、著名中医学家王琦教授说：在中医学的健康观看来，对于由多种因素相互作用维持其动态平衡的人的生命活动有机体，其医疗模式反映了从疾病医学向"人"的医学转变的发展趋势③。邓铁涛先生更直接点明，"中医是以人为本的医学"④。习近平总书记关于中医药发展的重要论述，更是蕴含着深刻的中医人学思想，即人类性、人民性和发展性。人类性是指中医药有服务人类命运共同体和构建人类健康命运共同体的现实意义；人民性是指中医药思想文化创造源于人民的劳动实践，人民共享其现实利益；发展性是指中医药养生文化遵循创造性转化和创新性的发展道路。总之，习近平总书记关于中医药发展的重要论述，以及中医科技工作者和中医理论工作者的呼声，不仅映了中医药理论发展的人学趋势，还成为推动这一趋势的重要力量，而习近平总书记讲话中所蕴含的中医人学思想更是为发展中医人学指明了方向。

此外，马克思主义人学也有学科化建设的需要。中医人学的创建不但符合这

---

① 岑孝清：《面向人类卫生健康共同体的中医人学创建研究》，《山西高等学校社会科学学报》2021 年第 12 期。本书有修改。

② 陆广莘：《国医大师陆广莘》，中国医药科技出版社，2011，第 59 页。

③ 王琦：《中医学八论》，中国中医药出版社，2012，第 8 页。

④ 邓中光主编《邓铁涛新医话》，中国医药科技出版社，2014，第 31 页。

一需要，还将成为推动马克思主义人学学科化建设的新生力量。虽然马克思主义人学在 20 世纪 80 年代就开始创建，但其学科化建设的整体局面至今还未打开，这离它在 21 世纪成为有一定学科地位的目标还有很大距离。这表明，马克思主义人学除基础理论建设及其应用研究外，还需要加强具体的人学学科建设。早在 2009 年第 11 届人学年会上，黄枬森先生就指出："人学应该研究如何进一步发挥人学对各种部门人学的功能并从而丰富和提高自己的问题。人学除一般人学理论而外，还包括很多部门人学，如女性学、老年学、人类学、人性论、人才学、人口学、人权论、（人的）医药学、（人的）生理学、（人的）心理学，等等。"[①]我认为，从马克思主义人学方面展开中医思想研究，与任应秋先生于 1981 年建议的，在中医研究方面"建立跨学科中医研究中心"的精神相符合，任应秋先生甚至提出："我认为只有从研究方法与思考形式来一个革命，在祖国医学方面才会有重大突破。"[②]

（二）有科研组织保障和研究者的价值自觉

从中医院校的一般情况看，中医人学的创建研究，既有直接领导和科研管理部门，也有可以承担或落实研究的马克思主义学院，而创建研究的主体和责任，则可以落实到具体承担研究的项目负责人。这些都是中医人学创建研究的组织保障。不过，应当指出的是，对交叉学科的创建研究，其研究者的信念和价值观特别重要。因为，研究者在某种意义上是探险者，尤其是在研究初期，其工作不像一般研究那样可以按部就班，或对研究对象有足够认知、对研究目标足够清晰。所以，研究者需要有坚定信念和科研价值自觉。目前，广西中医药大学已经有了这样的引领者，也组建了具有共同科研价值观的团队，例如马克思主义学院不但设立了中医人学研究室，还拟定了《中医人学研究者的核心价值观》（见本书附录）。其核心价值观内容，除了界定辩证唯物主义中医人学的研究对象，还确定了使命、目标和信念等方面的内容，例如：爱祖国、爱人民、爱生命、爱事业；以人为本、实事求是、创新驱动；尊重知识、尊重个性、集体奋斗，同志及其引领者是可持

---

① 陈志尚：《人学研究的回顾与展望》，载路日亮、王定功主编《新中国人学理路—第十一届全国人学研讨会文集（2009）》，中国商业出版社，2010，第 5 页。

② 王永炎、鲁兆麟、任廷革主编《任应秋医学全集》卷十一，中国中医药出版社，2015，第 6165 页。

续研究的保障；以科学报国和科教强国为己任，推动综合马克思主义哲学科学体系和现代科学技术体系的哲学社会科学的发展，为新时代马克思主义理论学科的建设，为中国特色社会主义哲学社会科学事业的发展而奋斗。

总之，有了组织保障，有了坚定信念和科研价值自觉，中医人学创建研究便有了现实性，它的发展也将是可持续的，成果是可期的。

（三）中医人学创建研究的战略、规划和措施

研究必须有科学的理论指导，对于中医人学创建研究，这个理论只能是历史唯物主义，更具体的就是马克思主义人学理论和马克思主义中医学理论。因此，高举习近平新时代中国特色社会主义思想伟大旗帜，坚持马克思主义科学理论指导，是中医人学创建研究的首要原则。同时，学科创建源于现实与理论的需要，归根到底是现实的需要；两个需要都有一个由浅入深的过程，随着研究的深入和推进，深层次的需要才会逐渐显露出来。因此，正确处理现实需要与理论需要的关系，是中医人学创建研究的第二个原则。遵守这两个原则，才可以考虑科研规划及其措施。

1. 中医人学创建研究战略构想

中医人学创建研究，其战略构想应当以党的第二个百年奋斗目标为基准。据此，到党的第二个百年奋斗目标实现之时，中医人学应当完成独立的理论体系和学科体系建设，跻身于生命科学的强林之列，真正成为指导人的潜力开发与人的健康发展的一门科学，成为满足人们追求美好健康生活需要的哲学。这三十年的战略构想，主要基于未来哲学体系的建构（见图12）

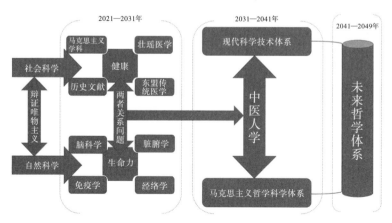

图12　中医人学研究三十年战略构想(基于哲学体系建构)

此外，基于问题假设及其相应的理论探索，可以形成二十年的战略构想（见图13）。这一构想，与国家规划时间基本相同，即到"十五五"规划时期，辩证主义中医人学可尝试在某三四个领域试水（旨到服务中医药教育教学、国家学科建设和国际中医药文化事业发展需要），寻找未来科研前沿的准确方向；到"十六五"规划时期，在服务活动和与其他学科前沿交互发展的过程中，辩证唯物主义中医人学应确立一两个方向的准确发力点，研究并确定自己独有的概念和命题，确立辩证唯物主义中医人学体系，使其独有的价值显露于世界。

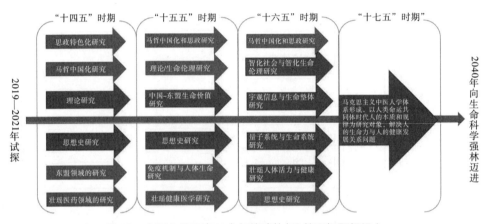

图13　中医人学研究二十年战略构想（基于问题假设）

马克思主义中医人学体系须同时满足三个条件：第一，属于哲学社会科学；第二，是马克思主义哲学科学体系与现代科学技术体系的综合体，或者是马克思主义哲学科学体系与现代科学技术体系相互作用着的体系，或者是显著蕴含了马克思主义哲学科学体系和现代科学技术体系要素的体系；第三，在实践中，对人的潜能开发与生命健康发展有指导作用。2035年后，这一体系跻身于人的生命力与人的健康发展学说强林，真正进入在应用中建设、在建设中应用的科学发展阶段，从而担起它的实践使命与理论使命。

实现中医人学研究构想的根本方法是：坚持实事求是，坚持两点论与重点论的统一。具体表现为：第一，在服务中医院校教育、国家学科发展和区域（国际）中医药教育事业发展等现实需要中立项，在人类最前沿科学认知中做理论假设和哲学探索。第二，战略寓于战役之中，战役服从战略；战役寓于战斗之中，战斗服从战役。这里，战略是指五年及以上的中长期科研规划，战役是据此而进行的五年内成短时期内的科研计划。第三，战斗由课题负责人完全负责，战役的指挥和完成由课题负责人履行和承担，但战役决策和战略均只能由专项召集人和科技处主管领导决定。这里，战斗是指为完成战役而进行的当下的科研活动。第四，战略、战役和战斗需有明确的目标、内容、步骤和措施；必要时，允许战役或战斗撤退，但不能动摇战略信念；必要时，实施集中优势兵力打歼灭战役，但此法不适用于战斗。第五，在一个五年规划中应当有灵活性，例如发现人才或出现新的技术前沿，或某一战役或战斗对战略和全局有影响，均可以在既定战略目标下进行战役调整或战斗新动员；此外，每五年可对战略构想做一次修正。

2. 目标规划和预期成果

从相关经验和科研规律看，中医人学创建研究显然不是短期的科研活动，它具有基础研究的显著特征，因此除了要有长远的战略构想，还要有明确的目标规划。

首先是以《"健康中国2030"规划纲要》为参考依据设定十年的目标任务。据此，总任务是：为全面创立中医人学学科奠定坚实基础。具体的工作及相应的成果应当包括：培养成熟的一定数量的科研队伍和专任师资队伍，培养中医人学思想研究方向的研究生，开设"中医人学思想概论"通识课和网络课，创设中医人学研究中心，举办学术研讨会，为国际传统医药教育提供相关服务，设立省部级及以上科研基金资助，发表一定数量的高水平科研论文，中医人学原理初步形成，中医人学理论框架初步成形，等等。

其次是制定较具体的五年规划，即结合学校的五年规划，设立"辩证唯物主义中医人学创建研究"重大专项，但主要是基于马克思主义理论学科建设的研究（见图14）。五年规划分三个阶段实施。第一阶段为孵化期，以学校科研平台为主；第二阶段为攻坚期，以省部级及以上科研基金资助平台为主；第三阶段为结果期，即产生相关科研成果，完成预定目标。完成这一重大专项应当以学校自主基金为主，同时努力争取各级各类基金的资助，包括省哲学社会科学基金和国家社会科学基金、教育厅和教育部基金等。但这其中必须把握一个准则：不是为了基金资助而研究，而是为了研究才需要基金资助，不能本末倒置。

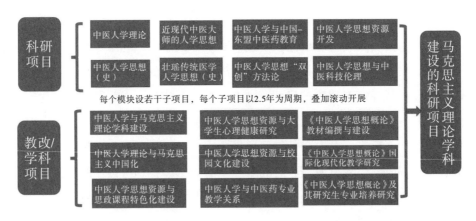

图 14　中医人学研究五年规划（基于马克思主义理论学科建设）

3. 规划的条件及其措施

中医院校的科研一般都是由学校科研管理部门主持实施和管理的。在自然科学研究占优势的中医院校环境中，如何有效开展社会科学和交叉科学研究并取得显著成果，对中医院校的科研管理部门来说确实是一个挑战。从实际情况看，要成功应对这一挑战，中医院校应当拥有或者需要创造三个条件。第一，有较为雄厚的中医科研成果，这有利于提供最新的中医人学研究资源；有独特的中医药科研领域，这有利于较快找到科研前沿突破口；有一定社会科学研究基础，这有利于战略规划和措施的施行。第二，科研管理者、自然科学研究者和社会科学研究者三者之间有良好的互动，尤其是科研管理者应具备科学素质和担当精神，以及有集马克思主义哲学（人学）、中国哲学、现代科学理论和中医学理论等前沿知识于一身的、勇于探索的、具有奉献精神的引领者，这也是中医人学创建研究的重要基础。第三，中医院校的哲学社会科学研究要有长远的战略目光和有效的施行机制，要与党和国家的第二个百年奋斗目标相适应。具体地说，在中医院校中创建中医人学，除了科学性成果，其现实性成果也要在服务国家思想政治教育需要、服务马克思主义理论学科建设需要、服务国内外中医药教育教学需要等方面有相当的表现。

为了实现规划目标，可以采取"创新驱动发展"和"倒逼式发展"等策略。创新驱动发展，就是找准和确定时代和现实需要的创新点，以促使广大研究人员自觉提高科研能力和水平，形成科研人员积极性和主动性不断迸发的科研发展局面，例如，以中医人学的创建研究为驱动，营造自然科学与社会科学交叉研究的引领态势。倒逼式发展，就是以科研所需要的新知识来促使科研人员形成克服不足和局限、不断更新知识、化被动为主动的科研发展局面，例如，以交叉研究所需要的新知识和新方法为因子，倒逼研究人员从社会科学或交叉科学研究的被动者转变为主动者，自觉去学习和运用社会科学知识，去探索和使用交叉科学研究的方法。这样的科研发展策略既符合以自然科学为优势的中医院校科研环境，也符合中医人学这一社会科学创建研究的切实需要。同时，可以灵活运用与这一科研发展策略相适应的具体方法或措施，如征求推荐制、项目滚动制、委托制和招标制等。

本章小结

第一，《黄帝内经》人学思想的研究不是为了思古之幽情，而是为了未来人类生命健康及人的全面发展。人的生命力与人的健康发展关系问题，是人学理论的组成部分，更是人的全面发展的现实问题。

第二，人类过去和现在所面临的疾病，呼唤着中医人学的到来。国家领导人关于科学的讲话、国家政策的出台已经为中医人学的创建研究指明了方向，提供了有利条件。

第三，中医人学产生于马克思主义人学与中医学交叉之处，是通过研究人的生命力与人的健康发展关系，来揭示人的本质及其发展规律的一门新学科。这门学科的创建研究是推动中医院校马克思主义学院创新性发展和特色化建设的重要途径，有夯实马克思主义理论学科基础和巩固思想政治理论学科支撑体系基础等现实意义。如此，中医院校可以以党的第二个百年奋斗目标形成战略构想，并根据《"健康中国2030"规划纲要》和所在单位的规划，制定相应的十年规划和五年计划，使中医人学终将能跻身生命健康科学的强林之列。

结语

面向人类卫生健康共同体的辩证唯物主义中医人学

> 人这个问题不搞清楚，医疗卫生怎么解决？所以我觉得，我们现在要重视复杂性的问题。而且我们要看到解决这些问题，科学技术就将会有一个很大的发展。我们要跳出从几个世纪以前开始的一些科学研究方法的局限性。

> ——钱学森

自新冠肺炎疫情暴发以来，人类遭遇了史上罕见的多重危机，尤其对人类卫生与健康提出了极其严峻的挑战。据世卫组织统计数据，截至 2021 年 7 月 31 日，全球累计新冠肺炎确诊病例 196553009 例，累计死亡病例 4200412 例。世界经济论坛创始人兼执行主席施瓦布认为，2021 年可能是人类历史的一个"分水岭"，当前正是需要人们"反思、重新想象和重新构造我们的世界，以创造一个更健康、更公平和更繁荣的未来"的时刻①。在国际社会，关于人的身心健康问题，学术焦点是：人类靠自身可以免疫吗？根本上是依赖人类生物属性的所谓"群体免疫"，还是依靠人类社会积极组织起来的"防控免疫"？人类身心健康的有效维护，是根据生命的自然选择还是人类的实践能动性？等等。

在经济全球化发展时代，类似新冠肺炎疫情的突发公共卫生事件绝不会是最后一次。当下，全球亟须寻求合作抗疫的新思路和人类免受病毒摧残身心健康的良方，世人寄希望于中国智慧和力量。中国积极推动构建人类卫生健康共同体，给疫情阴霾中的世界带来信心，不但向全世界展现了中西医结合、中西药并用的疫情防控特点和优势，还向世界医药事业再现了中医药传承精华、守正创新的伟绩和魅力。为应对这一危及人类身心健康的挑战，社会科学与自然科学的交叉研究迎来许多新领域。其中之一就是，人的生命、健康与人类社会实践发展新要求

---

① 《为人类共创美好未来提供思想引领》，《人民日报》2020 年 1 月 27 日，第 3 版。

之间的关系是如何的？这一问题在当代的集中体现之一，就是习近平总书记在中国科学院第二十次院士大会、中国工程院第十五次院士大会、中国科协第十次全国代表大会上的讲话所指出的："科技创新精度显著加强，对生物大分子和基因的研究进入精准调控阶段，从认识生命、改造生命走向合成生命、设计生命，在给人类带来福祉的同时，也带来生命伦理的挑战。"[①] 从人类科学发展与人类实践长河看，这些挑战归根到底就是人的生命力与人类社会实践之间的关系问题，以及由此而衍生的人的潜力与人的健康关系等问题。我把为解决这一问题而诞生的学科称为中医人学。

中医人学是因应构建人类卫生健康共同体的需要，以及人类命运共同体时代人的生命力与人的健康关系问题而产生的，它以《黄帝内经》的人体生命辩证法为理论基础。中医人学有着自己的研究对象和基本问题，其理论基础也应迎着时代的挑战而不断发展，并超越中医学范围，以人体生命辩证法的形态融入人的辩证法理论体系之中。因为有人体生命辩证法这一核心理论体系，中医人学终将成为哲学社会科学体系中的一员，从而承担起构建人类卫生健康共同体的相应使命，为人类命运共同体时代人的发展作出贡献。

一、中医人学的名称及其研究对象

2017 年 8 月 18 日，中国和各参会国卫生领域的高级官员，以及世界卫生组织、联合国艾滋病规划署、经济合作与发展组织、全球疫苗免疫联盟、全球基金的代表齐聚北京，共同发布了《"一带一路"卫生合作暨"健康丝绸之路"北京公报》，提出了打造"健康丝绸之路"的目标，认为"构建人类卫生健康共同体，是我们的共同愿望"。2020 年 3 月，面对新冠肺炎疫情世界大流行，习近平总书记提出"打造人类卫生健康共同体"重要倡议。支撑打造人类卫生健康共同体的学科诸多，但应当有一门引领打造人类卫生健康共同体的学科。对于要成为 21 世纪显学的人学，应当积极参与到人类卫生健康共同体的构建中。这就是说，人学可以有一门分支学科来承担构建人类卫生健康共同体的学术使命，而且应当朝着引领性的方向创建和发展。那么，这门学科是什么？与中医学有什么样的关系？

《黄帝内经》人学思想的研究表明，人体生命辩证法是中医学的根本思想，

---

① 习近平：《在中国科学院第二十次院士大会、中国工程院第十五次院士大会、中国科协第十次全国代表大会上的讲话》，《人民日报》2021 年 5 月 29 日，第 2 版。

是中医学之所以独步人类医学的根据。在今天，以中医学为主干的中国传统医学，在世界传统医药学发展方面是具有引领性的。例如，2016 年 2 月，国务院颁发的《中医药发展战略规划纲要（2016—2030）》所确定的发展目标，就有"到 2030 年……我国在世界传统医药发展中的引领地位更加巩固"的表述。这表明，一方面，在中医人体生命辩证法的实践中，可以形成引领构建人类卫生健康共同体的新兴学科，这门学科就是辩证唯物主义中医人学；另一方面，由中医人体生命辩证法发展而来的辩证唯物主义中医人学，应当在打造人类卫生健康共同体的过程中发挥理论引领作用。可以展望，中医人学的形成和发展，能够在打造人类卫生健康共同体的实践中显示出强大的科学力量，从而进一步推动人学学科化建设，为人学真正成为 21 世纪的显学作出贡献。

那么，中医人学的学科属性是什么？人学研究人的整体或整体的人，而中医人学是研究人的具体和人的某种具体联系。中医人学是根据人类生命活动与健康发展关系的历史规律，尤其是工业革命以来人的卫生安全与身心健康所遇到的现实问题，为实现打造人类卫生健康共同体与构建人类命运共同体的目标，借助《黄帝内经》提供的人学思想资源，充分运用现代科学技术和人学的最新成果，研究人的生命力与人的健康发展关系。总之，在新时代，创建与中国特色社会主义哲学体系相一致的中医人学，是可能的。中医人学的研究对象，既涉及自然属性的人，也涉及社会属性的人。社会属性决定自然属性使人成为人，所以，中医人学根本上属于社会科学。

换句话说，如果人学是研究和回答人是什么，那么中医人学研究和回答的则是处于社会和自然两大环境中人这一个体的生命力和健康发展关系。这里，生命力指人体的活动能力和潜力，健康指人的生命力与人类劳动实践相适应的功能状态，即生命质量。遵循中医人体辩证法发展规律，应用人学理论和方法对人的生命力和人的健康发展关系进行研究，并将这一研究置于人学体系之中的科学，就是中医人学，因此，中医人学的全称是"马克思主义中医人学"。

然而，科学的中医人学理论，实际上产生于中国化马克思主义哲学进程中（并成为其中的有机组成部分），是中国化马克思主义指导中医药事业发展的思想产物；而且，中医人学的创建研究，其学术路线是：扎根于中国卫生健康事业及中医发展实际，以相关教育事业为平台，在服务马克思主义理论学科建设的实践中，在服务国内外卫生健康事业的实践中，不断深化和呈现自己的内涵，努力推动综合马克思主义哲学科学体系与现代科学技术体系新哲学的到来。就此而言，中医人学的全称是"中国化马克思主义中医人学"。

不过，从根本上说，作为以辩证唯物主义为最高原则的科学理论，中医人学研究的内容在人的实践活动中，伴随人的发展，其理论创新根本在于人之身心活动及人类健康事业的实践活动，其远大和崇高使命是为自由人联合体时代人之身心潜能开发和人之身心健康的美好生活需要提供哲学指南。因此，中医人学最准确的全称是"辩证唯物主义中医人学"。

二、中医人学的基本理论问题

作为一门独立的科学，中医人学有自己的研究对象和基本理论问题。

人的身心健康与人类卫生安全实践表明，人与社会的诸多复杂关系里，其中一种就是医患关系，因而有了医疗事业。医疗事业是社会性的而非个体性的，是社会的事业而非个体的事业发展。因此，中医的"人体"也就有了社会内涵，人的自然性因社会性而可持续发展。医患关系是人类社会生活中一对永恒的矛盾，解决这一矛盾的重要途径之一就是建立人体自我保健活动体系。人体自我保健活动体系的核心是人体的自组织性，表现为伴随人体自组织活动的生命力，即《黄帝内经》所谓的"神"。《黄帝内经》人学思想表明，人体自我保健活动是中医学的发现，是中医养生理论的根本特征，是中医医疗技术特长的根据。不过，由于人根本上是在劳动实践中产生并存在的，人体自组织性的强弱是由劳动实践决定的，而人的劳动实践根本上是一种社会性实践，因此，伴随人体自组织活动的生命力就表现为与人类劳动实践相适应的功能状态——人的健康；同时，随着人类社会生产力的发展、人对自我保健活动规律的自觉与把握，人体自我保健活动也就表现为一种社会性事业——养生事业及医疗事业。前者表明，人体生命的健康是人的发展基础；后者表明，人体生命的健康可以突破个体局限而成为类的健康。一般来说，个体终究有一死，而人类可以永在。而人类是否真的永在，取决于人类社会的发展。

为了人类的永在，就必须考虑个体的人的健康问题。而人的健康问题包括两个方面：一是人的生命力问题，在人的身上，这个问题的根本是生命的自组织问题；二是医患关系问题，即医者与患者的关系问题。这两个方面在社会生活中表现为一些人们所熟悉的问题，例如，作为人之存在的人体身心潜能和潜力，表现出哪些形式？其潜力到底有多大？可不可以被激发？如何被激发？所激发的手段、方法和结果是否属于人的发展范畴？人的发展是否可以离开人的生命力？人的生命力和人的健康的关系？这些问题，归根到底，也就是人的生命力与人的健康发展的关系，即人的生命力与人的健康发展关系问题是中医人学的基本问题。事实上，这个问题是人学基本问题（人的存在与人的发展）在中医人学里的反映。

如果说，医者与患者的关系问题实质上是人的伦理问题，属于典型的社会科学问题。那么，人的生命力与人的健康发展问题，是自然科学问题还是社会科学问题？在我看来，归根结底是社会科学问题，因为人的生命力最终在于实践这一后天需要，而不是与生俱来的所谓先天需要；相应地，所引起的健康问题实质上是社会科学的问题。这才是辩证唯物主义中医人学观，可由此区分于中医理论，以及其他关于人的生命或健康学说。不过，也很显然，上述两大问题的解决离不开自然科学，如中医学。从这个角度说，中医人学是直接建立在自然科学基础之上的社会科学，由于它产生于人学与中医学交叉领域，因此有人学与中医学交叉的特征，从而命名为"中医人学"，但中医人学不是中医理论，它不直接指导中医临床，其生命辩证法并不限于中医学。

本书前述关于中医人学的定义性描述，事实上是受黄枬森先生的对象性定义方法启发。现在通过研究《黄帝内经》人学思想，得到了"人体生命辩证法"概念，由此得到一个启发，即中医人学作为人学的一个部门学科、组成部分，还应当结合钱学森院士的视角性定义方法。将两者综合起来，中医人学可以定义为：从人体生命辩证法角度研究人的本质及其规律的科学，其基本理论问题是人的生命力与人的健康发展关系。

三、《黄帝内经》人体生命辩证法在新时代的发展

数千年来，在华夏大地上，为使中华民族的繁衍生息与农业生产方式相适应，《黄帝内经》人体生命辩证法出色地承担了使命。如今，在构建人类卫生健康共同体和人类命运共同体时代，在社会主义工业文明的信息时代和智能时代，这一具有科学性的理论应当如何发展呢？这个问题也可以换成：中医人学如何成为人学的部门学科？中医人体生命辩证法如何成为人的（人学的）辩证法理论体系的有机部分？

要回答上述问题，首先要了解，在人类命运共同体时代，人类对哲学认知的变化。中国人学学会前会长陈志尚教授曾说："如果说以往人类认识的重点是在自然界和社会，力求全面把握它们的运动、变化规律，那么，现在人类更加重视对人自身的认识，更加重视全面探究人和世界的关系问题。一方面要求对人的认识，从侧重于探求人的某一特性，如思维或者实践，发展到从整体上全面、系统地认识人的全部特性。另一方面则要求把人和世界的关系问题作为哲学的基本问题。"[①] 在我看来，人与世界的关系也属于人的辩证法的基本问题，具体落实就是人与社会的关系问题，更具体的是人的生命力与人的健康发展的关系问题。就《黄帝内经》而言，人体生命辩证法不但回答了人体的本质和特性，还从根本上揭示了人与世界的关系等诸多关于人的问题。如今，《黄帝内经》很难完全解释当代的人与人、人与社会、人与自然的许多问题了。因此，中医人体生命辩证法的发展有两个问题：一个是其自身的理论发展问题，一个是如何融入人学理论的问题。

第一个问题，《黄帝内经》人体生命辩证法可以随着中医临床实践而不断发展，从而获得新的用于指导中医临床的中医理论，这是无疑的；第二个问题，是从作为建构21世纪中国特色社会主义哲学体系的思想资源这个角度提出的。由此，《黄帝内经》人体生命辩证法的发展将有两条途径：第一条，人体生命辩证法自身的逻辑发展（见图15）；第二条，人体生命辩证法融入人学理论体系之中，最终成为整个辩证法理论体系的有机内容（见图16）。

在第一条途径上，《黄帝内经》生命辩证法思想的五个组成部分都有要正视的问题。以气为本的天地宇宙论，要解决的问题是，人体的本质到底是真气还是元气，五运六气真正的意义是什么？以脏腑为中心的人体生命存在论，要解决的问题就更多了，例如，心主神明还是脑主神明？情志是否属于人体范畴？情感是否属于社会范畴？人的精神世界是否已经得到哲学揭示？人与人体的区别与联系是什么？阴阳应象的人体生命规律论，要解决的问题是，从天地阴阳到人体阴阳是如何贯通的？气与气化如何分辨，气为功能还是神为功能？是否仅只是功能？

---

① 陈志尚：《哲学新探索》，中国社会科学出版社，2016年，第28页。

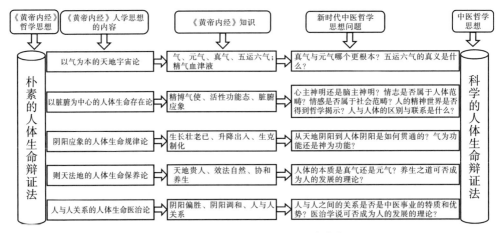

图 15　《黄帝内经》人体生命辩证法在当代的发展

则天法地的人体生命保养论，要解决的问题是，人体的本质是真气还是元气？养生之道可否成为人的发展的理论？人人关系的人体生命医治论，要解决的问题是，人与人之间的关系是否是中医事业的特质和优势？医治学说可否成为人的发展的理论？总之，就是中医人体生命辩证法如何适应新时代人的生命力与人的健康发展的需要。

　　在第一条途径上，中医人体生命辩证法应当保持它特有的概念和用语，据此作为自己的知识武器。在这一点上，《黄帝内经》有上述五个部分的代表性知识，依次是：气、元气、真气；精气血津液；整体、系统；体质学说、藏象学说、经络学说；阴阳学说、五行学说、运气学说、辩证学说；养生之道、治未病理论；病因、病机、治则。这五个部分的知识实质上是中医理论体系的内容。中医理论界认为："中医理论体系是在中国古代唯物论和辩证法思想的影响和指导下，以气—元论和阴阳五行学说为世界观和方法论，以整体观念为指导思想，以脏腑经络的生理病理为核心，以辩证论治为诊疗特点的医学理论体系。"[1] 需要指出的是，中医理论是为临床服务的，中医人学虽然不为临床实践使用，但是其人体生命辩证法的基本内核是由中医理论提供的。

　　第二条发展途径的核心是人类卫生健康共同体时代中医哲学的建构问题，即

　　① "973 计划"中医理论专题办公室：《973 计划中医理论专题实施十年取得丰硕成果》，《中国基础科学》2015 年第 6 期。

人体生命辩证法的理论体系建构问题（见图 16）。

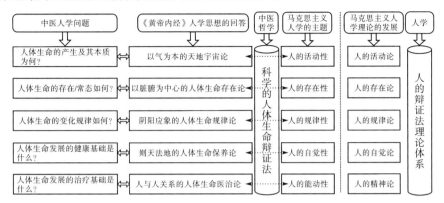

图 16　《黄帝内经》人学思想研究的意义、内容及其与马克思主义人学理论发展的关系

　　从图 16 看人体生命辩证法的建构，"中医哲学"的左侧是《黄帝内经》人体生命辩证法及其中医人学思想的内容，是来源；"中医哲学"的右侧是人的辩证法理论及其相应主题，这是中医人体生命辩证法发展的方向。

　　（1）"中医哲学"（科学的人体生命辩证法）的左侧，也就是以气为本的天地宇宙论、以脏腑为中心的人体生命存在论、阴阳应象的人体生命规律论、则天法地的人体生命保养论、人人关系的人体生命医治论等五个组成部分。它们分别回答了中医人学五个方面的问题：人体生命的产生及其本质为何？人体生命的存在／常态如何？人体生命的变化规律如何？人体生命发展的健康基础是什么？人体生命发展的治疗基础是什么？

　　（2）"中医哲学"（科学的人体生命辩证法）的右侧，对应的是人学的五个主题：人的活动性、人的存在性、人的规律性、人的自觉性、人的能动性。由这五个部分所构成的人学内容，将在未来成为人的辩证法理论体系的有机内容，并从五个方面丰富和发展人学理论，即人的活动论、人的存在论、人的规律论、人的自觉论、人的精神论。这是从《黄帝内经》人体生命辩证法启发而来的、在黄枬森等马克思主义人学理论家们的理论成果上，构建的人的辩证法理论体系。五个方面相应理论使命是：人的活动论，揭示人的产生、起源；人的存在论，揭示人的现象性存在状态；人的规律论，揭示人的变化发展规律；人的自觉论，揭示人在劳动实践中所形成的与自己劳动实践活动相适应的意识；人的精神论，揭示人的精神现象及其指向未来意义性的社会文化生活。其中，人的规律论、人的自觉论与人的精神论其实就是人的发展论。需要指出的是，在图示中，人的精神论不是按照内在理论逻辑排列的，它实质上是人的存在论的组成部分。因为，人的存在论包括了人的经济生活存在、人的政治生活存在和人的精神生活存在。这里，把它单独列出来并置于末位，是按照它的重要性和产生时间排列的。至今，马克思主义哲学关于人的精神论研究仍很薄弱，常被视为人学乃至哲学进一步发展的突破口。

显然，无论哪条途径的发展，都取决于对时代问题的回应，并在解决问题的过程中获得自身的发展。《黄帝内经》人体生命辩证法的发展，其理想结果是，如同恩格斯的辩证法不仅是自然辩证法，还是世界观的辩证法一样，人体生命辩证法也不仅是自然科学对象的人的辩证法，还是社会科学对象的人的辩证法。因此，人体生命辩证法终将成为人的辩证法理论体系的内容，而中医人学也将作为人学的一部分，处于马克思主义哲学科学体系[①]之中。

人之生命，何等之奇妙。关于生命现象的有序性、目的性与其自身结构稳定性的关系，已由贝塔朗菲的理论生物学解决；而普利高津的耗散结构论进一步揭示了生命结构稳定性的自组织根据；哈肯的统计力学解决了复杂系统的有序化问题。在这三者基础上，钱学森院士综合集成，以人体为开放复杂巨系统的创见引领了生命研究的科学前沿，推开了 21 世纪生命科学世界的智慧之门。如果中医人学能以人的生命辩证法为核心，那么其理论终究能迈进现代科学技术体系的行列。

从前述看来，以人的生命辩证法为理论核心的中医人学，有可能成为综合马克思主义哲学科学体系与现代化科学技术体系的途径，这就是我研究《黄帝内经》人学思想所得到的一个启发。从科学研究的程序说，这个启发还只是猜测性的，但还是将这一点表达出来，以作为本书的结束与下一本书的开始。而这个猜测最终能否得到证实、与其能否在我身上实现，我也不知道。毛泽东主席说，中国医药学是一个伟大的宝库，应当努力发掘，加以提高；习近平总书记说，中医药学

[①] 马克思主义哲学科学体系是北京大学的黄枬森先生及其科研团队国家重点课题"马克思主义哲学体系的坚持、发展与创新研究"的原创性成果。其体系由作为整体哲学的世界观，以及作为部门哲学的历史观、人学、认识论、价值论和方法论构成。详见黄枬森主编《马克思主义哲学体系的当代构建》上册，人民出版社，2011 年，第 180 页。

是打开中华文明宝库的钥匙，深入研究和科学总结中医药学对丰富世界医学事业、推进生命科学研究具有积极意义。尤其是 2020 年 9 月 11 日在科学家座谈会上，习近平总书记语重心长地说道："希望广大科学家和科技工作者肩负起历史责任，坚持面向世界科技前沿、面向经济与战场、面向国家重大需求、面向人民生命健康，不断向科学技术广度和深度进军。"因此，我应该勇敢一些，拿起中医人体生命辩证法这把钥匙，去打开中华民族过去、现在和未来关于生命科学的智慧之门，将自己极有限的沉思生命融入打造人类卫生健康共同体和构建人类命运共同体的伟大实践中，为构筑 21 世纪中国哲学社会科学大厦的伟大工程添砖加瓦，让"无我"人生为生生不息的人类哲学思想洪流增添一朵新的知识浪花。

附录

中医人学研究者的核心价值观

第一条　中医人学研究者所追求的，是在自由人联合体时代充分实现人之生命力与人之健康发展的和谐关系，满足人们对生命安全和身体健康的美好生活需要。为此梦想，我们将依靠同志力量和锲而不舍的艰苦追求，使研究紧跟时代步伐和引领世界；为此梦想，我们将在，也只能在针尖和麦芒上跳舞，目标始终如一。

第二条　中医人学的研究对象是人的生命力与人的健康发展关系。中医人学属于哲学社会科学中的一员，其学科发展将呈现两个阶段，一是在人类命运共同体时代的马克思主义中医人学，二是在自由人联合体时代的中医人学。我们对此有充分的自觉。

第三条　中医人学的研究内容在人的实践活动中，伴随人的发展，永不枯竭。只要根植于探索人的生命力与人的健康发展的关系，根植于人们对此和谐关系的美好生活需要，则我们据此发明或创造的成果将永耀人类文明星空。

第四条　同志力量及其引领者是我们实现梦想的根本保障。尊重知识、尊重个性、集体奋斗和创新驱动，是我们科研事业可持续性发展的内在要求。

第五条　爱祖国、爱人民、爱事业和爱生命是我们凝聚力的源泉。以人为本、实事求是、科学精神、使命意识、团结协作是我们科研活动的准则。

第六条　我们愿在社会（组织）、研究者与合作者之间结成科研共同体。我们按脑力生产要素构建此共同体的动力机制，奉献者定当得到合理的回报。

第七条　我们秉持中医人学理论创新根植于人之身心活动和人类生命健康事业的真理；同时，广泛吸收一切关于人的学术成果，包括生命科学、健康科学、医学科学，尤其是中医科学的最新成果，虚心向国内外相关学科和同行学习。我们将在独立自主的基础上，开放合作地发现和掌握领先的核心的理论，并发展它，用卓越的科学理论自立于生命健康学说强林之列。

第八条　我们以科学报国和科教强国为己任，以中医人学研究及相关教育事业为平台，推动综合了马克思主义哲学科学体系和现代科学技术体系的哲学社会科学的到来。我们为辩证唯物主义在未来的发展，为中国特色社会主义哲学社会科学事业的发展，为新时代马克思主义理论学科的发展，为家人和自己的幸福而不懈奋斗。

参考文献

1.王冰.黄帝内经素问 [M].北京：人民卫生出版社，1963.

2.王冰.黄帝内经 [M].京口文成堂撰摹宋刻本.北京：中医古籍出版社，2003.

3.杨上善.黄帝内经太素 [M].北京：中医古籍出版社，2016.

4.郭霭春.黄帝内经素问校注语译 [M].贵阳：贵州教育出版社，2010.

5.黄枬森.马克思主义哲学体系的当代构建 [M].北京：人民出版社，2011.

6.陈志尚.人学原理 [M].北京：北京出版社，2005.

7.李中华.中国人学思想史 [M].北京：北京出版社，2005.

8.袁贵仁.马克思主义人学理论研究 [M].北京：北京师范大学出版社，2012.

9.韩庆祥.思想是时代的声音：从哲学到人学 [M].北京：新世界出版社，2005.

10.谭培文.马克思主义人学中国化研究 [M].北京：人民出版社，2011.

11.张岱年.中国古典哲学概念范畴要论 [M].北京：中华书局，2017.

12.钱学森.马克思主义哲学的结构和中医理论的现代阐述 [J].大自然探索，1983
（3）：1-6.

13.钱学森.创建人体科学（一）[M].成都：四川教育出版社，1989.

14.黄顺基.马克思主义哲学与现代科学技术体系 [M].北京：科学出版社，2011.

15.佘振苏，倪志勇.人体复杂系统科学探索 [M].北京：科学出版社，2012.

16.任继愈.中国古代医学和哲学的关系——从黄帝内经来看中国古代医学的科学成就
[J].历史研究，1956（10）：59-74.

17.方克立.要重视研究钱学森的中医哲学思想 [J].中国哲学史，2018（1）：42-44.

18.张超中.中医哲学的时代使命 [M].北京：中国中医药出版社，2009.

19.王永炎，鲁兆麟，任廷革.任应秋医学全集：卷一 [M].北京：中国中医药出版社，
2015.

20.邓铁涛.邓铁涛医话集 [M].北京：中国医药科技出版社，2014.

21.陆广莘.中医学之道：国医大师陆广莘论医集 [M].增订版.北京：人民卫生出版社，
2014.

22.郭生白.本能论 [M].郑州：中原农民出版社，2016.

23. 顾植山.中华文明与《黄帝内经》[J].中医药文化，2016，11（3）：29-34.

24. 李今庸.中医学辩证法简论：第一辑[M].武汉：湖北科学技术出版社，2016.

25. 祝世讷.中医学原理探究[M].北京：中国中医药出版社，2019.

26. 刘长林.《内经》的哲学和中医学的方法[M].北京：科学出版社，1982.

27. 王全志，李万方，张曼诚，等.《内经》辩证法思想研究[M].贵阳：贵州人民出版社，1983.

28. 陈全功.《黄帝内经》在世界医学史上的地位[M].昆明：云南民族出版社，1995.

29. 王洪图.黄帝内经研究大成[M].北京：北京出版社，1997.

30. 李怀之.《黄帝内经》的人学思想探析[J].上海中医药杂志，1998（1）：40-43.

31. 李应钧.《黄帝内经》中的人天观[M].北京：中国医药科技出版社，1998.

32. 钱超尘.黄帝内经太素研究[M].北京：人民卫生出版社，1998.

33. 烟建华.医道求真《黄帝内经》学术体系研究[M].北京：人民军医出版社，2007.

34. 方药中，许家松.黄帝内经素问运气七篇讲解[M].北京：人民卫生出版社，2007.

35. 姚春鹏.黄帝内经：气观念下的天人医学[M].北京：中华书局，2008.

36. 王洪图.王洪图内经讲稿[M].北京：人民卫生出版社，2008.

37. 陈曦.《黄帝内经》气化理论研究[M].北京：中医古籍出版社，2012.

38. B.F.华格拉立克.对中医学研究和科学论证方面的见解：在中华医学会等五个学会全国会员代表大会上的报告[J].中医杂志，1956（5）：449-450.

39. 徐子评.中医天文医学概论[M].武汉：湖北科学技术出版社，1990.

40. 北京中医学院养生康复文献编委会.中医养生学[M].上海：上海中医学院出版社，1989.

41. 李存山.中国气论探源与发微[M].中国社会科学出版社，1990.

42. 高德，高亮.秩序论：象数学及中医哲学理论实质[M].呼和浩特：内蒙古人民出版社，2002.

43. 严世芸.中医医家学说及学术思想史[M].北京：中国中医药出版社，2005.

44. 李经纬，张志斌.中医学思想史[M].长沙：湖南教育出版社，2006.

45. 皮国立.近代中医的身体观与思想转型：唐宗海与中西医汇通时代[M].北京：生活·读书·新知三联书店，2008.

46. 程雅君.中医哲学史：第1卷　先秦两汉时期[M].成都：巴蜀书社，2009.

47. 匡调元.匡调元医论：人体新系猜想[M].2版.上海：世界图书出版公司，2011.

48. 马伯英.人类学方法：探索中医文化的深层次结构[J].科学，2014，66（2）：

28-31.

49. 张其成．中医生命哲学 [M].北京：中国中医药出版社，2016.

50. 刘峻杰．中医科学大会文集 [M].北京：中国医药科技出版社，2019.

51. 田合禄．五运六气解读人体生命 [M].北京：中国中医药出版社，2017.

52. 张玉清．重塑中医的新型"人医学"模式——背后的历史哲学的逻辑前提 [J].上海中医药杂志，2017, 51（1）：13-17, 22.

53. 邢玉瑞．中国古代天人关系理论与中医学研究 [M].北京：中国中医药出版社，2017.

54. 陈道纯．中医科学导言·阴阳五行藏象 [M].福州：福建科学技术出版社，2017.

55. 杨学鹏，张维波，李守力．中医阴阳学导论 [M].北京：华龄出版社，2019.

56. 王朝阳．中医气化结构理论：道、天地、阴阳 [M].北京：中国中医药出版社，2018.

57. 张伯礼，李振吉．中国中医药重大理论传承创新典藏 [M].北京：中国中医药出版社，2018.

58. 王永炎，鲁兆麟，任廷革．任应秋医学全集 [M].北京：中国中医药出版社，2015.

后记

本书系广西中医药大学"2019—2021广西一流学科建设开放课题"《〈内经〉人学思想研究》（编号：2019XK052）、广西中医药大学"马克思主义理论视域下中医人学学科创建研究"基金项目（编号：2019BS001）的研究成果。

2019年2月，创意以来，独上高楼，衣带渐宽，千百度寻，力求对《黄帝内经》人学思想识契真要。2019年8月，立项以来，夙夜在兹，刻意精研，探微索隐，努力对《黄帝内经》人学思想转化立机。2020年2月，在习近平总书记的领导下，全国人民以坚定的信心和顽强的意志，对新冠肺炎疫情展开了防控阻击战。吾孤居琼岛寓所，废寝忘食，倾注心血于这份希望裨益于未来人类之健康的书稿，以回应时代，报效祖国。今，仍不能说动已有成，目牛全无，呜呼，痛哉。所痛者，未能如周之秦公，汉之淳于公，魏之张公、华公，隋之杨公，唐之王公，宋之林公，近之汇通诸公，今之应秋、铁涛、生白和植山诸老等历史医贤、杏林大家，咸日新其用也。天不假我？惟愿此稿能为新时代之文化创造、人学发展、哲学科学建设和人类卫生健康共同体的打造有所增益，吾无憾矣。

吾十六而致于学，坎坷曲折、南北颠簸，因初心而生活独立不改，因使命而求索哲思不止。近天命之时，方知自己根在北京大学：魂于未名博雅，魄于蔚秀畅春。本书稿如能顺利出版，我把它看作是一位北大学子的毕业论文。此后，若生命不息，当卓立而奉献思想之花不止。

对于人类医学，"至道在微，变化无穷，孰知其原？窘乎哉，消者瞿瞿，孰知其要"？对于中医学，"闵闵之当，孰者为良"？对于辩证唯物主义中医人学，吾之发明，且弱且微。好在"恍惚之数，生于毫厘；毫厘之数，起于度量；千之万之，可以益大；推之大之，其形乃制"。构建人类卫生健康共同体的新时代已经到来，与之相应，辩证唯物主义中医人学"形制"之时也会出现。吾之发明，或有所用。

北京大学教授、中国人学学会前会长陈志尚先生，待我如子，至今二十载又三。我茕茕前行之勇气，脱苦海而上岸的换骨、辩证唯物主义观的树立、"非典"与新冠疫情时期的宽慰、考研的成功与就业的推荐、马克思主义人学的研发，皆有先生无言天功之扶阳。今，先生八十有六，耄耋之年；书稿付梓，私淑寸心。2019 年 3 月，我添列广西中医药大学教职，因聚马院平台，缘会科研领导，合和校内专家；所有关心，今，一并谢了。

本书献给马克思主义哲学科学体系奠基人黄枬森先生 100 周年诞辰，献给现代科学技术体系奠基人钱学森院士 110 周年诞辰。

岑孝清

2021 年 10 月 1 日于邕城